我決定好好活到死

一位腦科學家
對抗大腦病變的奇蹟之旅

芭芭拉・麗普斯卡 & 伊蓮・麥克阿朵 著　王念慈 譯
Barbara K. Lipska & Elaine Mcardle

THE NEUROSCIENTIST WHO LOST HER MIND

MY TALE OF MADNESS AND RECOVERY

獻給米瑞克，我最堅實的後盾。

獻給科學，感謝它拯救了無數的生命。

同時以此書緬懷維托爾德，

紀念他因等不及科學進步而早逝的靈魂。

〈導讀〉

以理解扭轉恐懼，從預防獲得力量

鄭淳予

就在我爲本書撰寫導讀的此時，「腦科學」界極爲重要的新藥試驗正面臨空前慘烈的挫敗。面對「失智症」這樣的大腦神經退化性疾病，目前還沒有眞正能治癒翻轉的方法，二個被醫界寄予厚望的大型研究，以治療阿茲海默症的新藥臨床試驗爲目的，正式宣告失敗，也連帶使得相關的研發公司市值暴跌。從這個現況，我們可以了解，大腦的損傷以及退化，仍是臨床治療上極大的挑戰，也如大家聞風喪膽的「癌症」一般，到目前爲止仍有很大的治療難度。

也因此，這本書中的內容更顯可貴，因爲它是一本由腦神經科學家親述的腦瘤抗癌日記。轉移性腦瘤使麗普斯卡博士在生命歷程中，陸續出現如思覺失調（俗稱精神分裂症）、失智症和雙相情緒障礙（俗稱躁鬱症）等等疾病的症狀。

你能想像一位曾是美國精神衛生研究院的大腦專家，連回家的路都認不得，打開手機不知道該怎麼使用ＡＰＰ，對身邊的人疑神疑鬼、產生被害的妄想、情緒暴躁低落、視野缺損看不見自己的手嗎？

從書中鉅細靡遺的描述，我們能如親身經歷般感受這些罹病的細節，還能深刻了解她與家人之間的互動。高張的情緒潛伏在她的家庭中，他們是如何在一觸即發的緊張關係中磨合？她如何從一次次的失望和恐懼中找到出路？而這段艱辛的失控歷程，終究迎來了大腦重返清醒的時光，麗普斯卡博士才能如撰寫回憶錄般，透過本書，讓我們有機會一起參與這段用真實人生譜寫出的奇幻旅程！

一起體會大腦失靈的感覺

如果很難想像大腦神經系統受損是怎麼樣的感覺，試著想想，你曾經戴著耳機聽音樂嗎？你可能會異常大聲地說話，然後被旁人側目。這是因爲我們的對外感知被障蔽了，聽不太到周圍的聲音，耳中卻清楚聽見只有自己聽得見的音樂。這就像我們的大腦生了病，你所感知的世界會跟大家不同，產生認知錯亂：或許你會看見或聽見什麼，但那是「幻覺」；你會察覺有人處心積慮想害你，但那是「妄想」；你會想不起來自己兒女的名字、認不得明明熟悉的臉龐，那是「失憶」。

這樣的情況不只會出現在疾病中。譬如「酒醉」後失控、失態的肇事新聞層出不窮，平常彬彬有禮的人，酒後卻會痛毆親人，甚至執意酒駕，這也是因爲酒精會使得我們大腦的「額葉」功能失調。就像麗普斯卡博士在書中描述自己的失控行爲一般，腦瘤擴散至她的大腦額葉區域，因此使得這個腦區平時負責的功能無法順利作用，諸如協助我們解決問題、推理等等。

「額葉」這個腦區就像我們的「大腦偵探」，幫助我們統合注意力、記憶、動作以及情感的行爲表現；它也像行爲的「煞車系統」，會讓我們適當地抑制衝動，思考做這件事、說這句話會帶來的後果。這也是爲什麼幾杯黃湯下肚，我們的大腦額葉失靈，便會無法幫助我們踩煞車，進而失去「同理」的能力，往往帶來的就是許多失序行爲。這也是麗普斯卡博士在罹病的歷程中會出現各種暴躁、苛薄和冷漠行爲的原因了。

面對腦神經相關疾病的汙名

從麗普斯卡博士的故事中，還能看見一個値得深思的問題，就是社會普遍對許多疾病的汙名化，譬如情緒疾患、疼痛或是失眠。就如頭痛雖然痛在腦中，但通常從外表看不出異狀。麗普斯卡博士在書中形容她失態的舉止：「我的外貌沒變，但心智卻慢慢走樣。」這樣的病程，便會使得很多功能性失調的疾病被忽略，甚至被誤會。

好幾次個案在我的診間潸然淚下，原因都是同一個，就是他的疼痛、情緒問題、失眠無法被他人諒解，時常經歷被誤解的難堪：「這應該是想要引起注意的手段吧？」「你是不是得憂鬱症了啊？有病就去吃藥！」「每天閒在家裡，哪來那麼多頭痛啊！」我的診間每天往返許多慢性頭痛、長期失眠、慢性疲勞症候群、嚴重經前症候群的個案，但我看著他們深受疾病折磨，知道真正能擊倒他們的，通常都不是症狀本身，而是旁人不經意說出一句不尊重的話。

就如麗普斯卡博士在書中描述，即便她已是一位大腦疾病專家，當自己親身罹病時，某天到醫院做腦部影像檢查，心裡對未知的恐懼和不安已然吞噬了她，將她的氣力消磨殆盡。不難想像，一般人在罹患腦神經疾病時，會有多麼無助跟恐慌。

看到這裡，或許你會問：那我們該怎麼幫助深陷大腦神經疾患的人呢？以我在神經科臨床工作多年的經驗，由於這些疾病多半都必須歷經長期規律的調理和治療，其實他們眞正需要的是多一點的「理解」，理解經歷漫長抗戰的每一天，他們都在努力讓自己可以活得更好。「尊重」如麗普斯卡博士這樣的鬥士，就是你可以給他們的最大力量！

健忘失神的迷霧大腦

麗普斯卡博士描述罹病時，有許多對她的工作和生活影響甚大的症狀，包括專注力渙散、健忘、思考遲鈍、倦怠等等症狀。這些都是大腦神經系統失調時很常見的症狀，包括許多憂鬱、焦慮、慢性疼痛、失眠的患者，都深受這些症狀所苦。這其實就是我們的「大腦三原力」——好的專注力、記憶力和思考理解力受到影響時，會開始出現的腦霧現象（Brain Fog）。

很多人會把健忘、失神，當成一種常見的「文明病」。覺得自己只要可以撐、可以忍就好，卻忽略了「大腦」才是我們身體最重要的靈魂系統，掌管了我們的意識、思考、情緒、生命徵象、內分泌、日夜節律、疼痛、平衡和各種重要的感知。只有我們能眞正好好自我覺知，省視自己的功能表現狀態，才能靜下來感知，自己的大腦是否眞的健康無虞？還是腦霧已經悄悄籠罩你！

具體提升大腦功能的建議

- **睡個好覺**：充足和深層的睡眠，有助於腦細胞的休息和自我修復。良好的睡眠能「鞏固記憶」，促進大腦的可塑性，同時增加大腦清除廢物的能力。
- **儲存「腦本」**：保持、培養自己的好奇心，不害怕學習新的事物，培養多維度的生活，可以讓大腦持續「保鮮」！
- **吃得好，保持「腦—腸」連結的健康**：少吃加工品和甜食，多吃食物原形和多喝水！抗氧化的「地中海飲食」已獲證實能預防老化和失智，多吃深綠色蔬菜和水果，食用富含omega-3的植物油如橄欖油，和每天一小把的堅果。
- **讓身體動起來**：維持運動和戶外活動的習慣，不但能強化腦部、血管、肌肉骨骼的機能，更能使情緒保持愉悅平穩，像是每天快走十五至三十分鐘以上，騎單車和游泳也很好。
- **遠離疼痛和發炎**：身體慢性的發炎、疼痛，會使我們的大腦也開始產生「神經性發炎」。疼痛不能忍耐，它是身體和你溝通的語言！
- **避免憂鬱和寂寞情緒**：離群索居的人，罹患失智、高血壓、心臟病和憂鬱症的風險，確實比一般人高。爲了保護大腦，打起精神、樂觀正向的生活是必須的。

● **保護「腦—心」連結**：心臟病會造成大腦的損傷。我們不但要治療心臟疾病，還要確保有顆快樂和開闊的心。控制血壓和血糖、避免肥胖，藉此可以維持良好的新陳代謝，也能降低身體的發炎反應。

麗普斯卡博士回想罹病過程時曾說：「我面對的疾病就像特別強勁、難搞的對手，要擊敗它除了需要最新的醫療科技，還需要鋼鐵般的意志以及身心。」

預防大腦退化是一輩子的幸福關鍵，專注、記憶和思考這大腦三原力的保健和提升，必須從此刻開始做起。腦神經系統的可塑性是確實存在的，唯獨我們是不是眞的願意用對的方法，去活化和啓動它潛在的可能性，並且認知我們的大腦有多需要我們！

用更多對「腦科學」的理解，將這份恐懼扭轉爲更正面的預防力量！擁有正確的動機和腦知識，大腦才能運作得宜，並且爲我們貢獻更多！

（本文作者爲腦科學博士暨腦神經科臨床醫師）

目錄

〈序言〉
讓歷劫歸來的我，告訴你這段故事……

我在跑步，雙腿毫不停歇地向前邁步。其實，我已經跑了好幾個小時，此刻只想要回家，但我不曉得自己的家在哪裡——儘管我已經在這個社區住了二十年。於是，我只能不停地向前跑。

我身著運動時穿的排汗背心和短褲，在坐落於維吉尼亞州郊區的社區裡，沿著綠樹成蔭的街道疾行。汗珠隨著我漸趨加快的步伐一粒粒從肌膚表面冒出，我感覺到自己的心臟劇烈跳動，身側不斷掠過的是附有雙車庫的大房子，一條條車道上還停著幾輛腳踏車，但我的氣息依舊平穩流暢。

時值二〇一五年春末，氣候正要步入既炎熱又潮濕的夏季狀態。社區裡修剪整齊的草坪上，青草仍綠意盎然、生氣蓬勃；粉色和白色的牡丹花，以及五顏六色的杜鵑花，更是在我周圍盛情綻放。

這條路線，過去二十年間我跑過數百次，對沿途的所有景物早已瞭若指掌；我可以認出街角每株楓樹和山茶花灌木叢之間的細微差異，我還知道哪幾個轉角的人行道邊上，已被開快車的小屁孩撞出一道道裂痕。然而，就在今天，這些本來對我來說再熟悉不過的景物，卻讓我感到萬分陌生。

就在我和丈夫離開嚴格奉行共產主義的波蘭兩年後，也就是二十五年前，我們買下這個美國典型郊外社區裡的一幢房子，有了自己的溫馨小窩。這一切對我們而言簡直就像是美夢成眞！搬進這個社區後，我們很快就融入美國中產階級的生活方式。比方說，三餐常常叫中國菜外賣、家裡冰箱也總是凍著好幾桶冰淇淋——這些都是我們在東歐生活時，不可能做的事。

直到有一天，我看到照片中的自己，才驀然驚覺：我的手臂變得胖呼呼的，大腿肉也猖狂地溢散在我所坐的椅面。這一幕讓我決心好好整頓自己的生活方式，而其中最大的轉變就是運動。過去我完全沒有運動習慣，但在那一刻我知道自己需要動起來，所以我開始跑步。而且爲了激勵自己，我更爲自己定下目標，要盡快參加路跑賽。

一開始，我甚至連跑過一個街區都有困難。但是，不到一年的時間，我的體能就已經漸漸提升到可以一口氣跑上五公里；然後在練跑兩年後，終於報名了人生首場十公里路跑，並在該場賽事中獲得我所屬年齡組的前幾名。自此之後，我們一家人都成了運動狂，跑步、單車和游泳都是我們涉獵的運動項目。一年到頭，我們總是在為不同的賽事進行各種體能鍛鍊。

晨跑更成了我每天的例行公事。

身為慣性動物，我每天起床的第一件事，永遠是從浴室的櫃子裡取出我的德國製義乳。因為我在二〇〇九年對抗乳癌的過程中，切除了左側乳房。這塊肉色義乳是以高科技塑膠製成，觸感跟眞正的乳房沒有兩樣，上頭甚至還做了一顆小小的乳頭，而且大小和我右乳十分相稱。這款義乳是專為運動者設計的，重量很輕，底部還塗有特殊的黏著劑，可以緊密貼合我的肌膚。每天早上慢跑前，我都會先將它放到我平坦的左胸上，然後才套上運動衣、穿上跑鞋，出門運動。

但就在這天早晨，就從這一天開始，我一切的行為都開始脫序演出。

起床後，我先是一如往常地為自己倒了一杯水，接著便走進浴室，盯著鏡子裡的自己仔細打量了一番。

我髮根的色差好明顯。我心想。

我「現在」就需要染頭髮！

我立刻開了一盒從全食有機超市買的植物性天然染髮劑，要為頭髮染上自己喜愛的活潑紫紅色調。在小塑膠杯裡調勻後，我立刻把染劑塗抹在自己的頭髮上，然後抓了一個塑膠袋，罩住整個塗滿染劑的腦袋，並在額際打了一個小小的結，好確保袋子不會因為我的活動脫落。

我必須加快動作。我得趕緊、馬上出門去跑步！

我步出浴室，快速到房裡抓起運動上衣和短褲，回到浴室準備換裝。著裝前，我盯著櫃子裡的義乳半晌。

我不要戴義乳，太麻煩了，而且只會增加運動時的負擔。我不想把寶貴的時間浪費在這種愚蠢的事情上。

我迅速將運動上衣的領口穿過罩著塑膠袋的頭，然後順著身體拉平衣襬。穿上這件合身的運動服後，因為少了義乳，我胸前的曲線明顯很不對稱，但我根本無心理會自己的裝扮有多麼詭異。

我必須趕快出門晨跑！

我衝出家門，跑向社區街道時，紫紅色的染劑已沿著塑膠袋的邊緣滲出，順著臉和脖子慢慢滴流下來。

隨著身體逐漸因晨跑出汗，我頭上的染劑更是大面積地淌流到衣服上，在不對稱的胸前形成了一大片汙漬。

由於時間還很早，整個社區的居民大多還在睡夢之中，所以街道上幾乎空無一人。以常人的思維來看，假如此刻有任何人看到我的模樣，肯定會被我奇怪的外貌嚇一大跳。但當下我根本毫不在意，依舊自顧自的在社區裡慢跑，完全沉浸在自己的內心世界。

就這樣持續跑了一個小時後，我覺得有點累了，想要打道回府。可是我卻發現自己對眼前這個社區的景物非常陌生——我認不得這些街道，也認不得這些房子，更不曉得自己身在何方。

我竟然會在住了二十幾年的社區裡迷路，這簡直荒謬至極，但那時候我卻對此不以爲意，僅是繼續漫無目標地跑著。

我頂著這身奇怪的裝扮在社區裡又跑了約莫一個多小時，完全沒意識到自己的行徑有多麼脫序、不妥，就只是不停地邁開步伐向前跑，神遊在眼前廣闊的藍天和綠地之間。

不知不覺中，終於跑到我們買下的兩層樓殖民式樓房前。我打開大門，走進陰涼的玄關，才突然發現自己筋疲力盡又滿身大汗。我脫掉慢跑鞋，順便也褪去襪子，因爲它已經被我的汗水完全浸濕。

在踏上通往二樓的階梯前，我匆匆瞥了身旁的鏡子一眼，看見自己反映在鏡子裡的模樣。

此刻，罩在我頭上的塑膠袋像一頂古怪的泳帽，緊緊貼著我的頭顱。而和著汗水的紫色染劑則在我的頭部、頸部、上臂和整件運動衣上，留下一道道猶如小溪的黑色汙漬，這痕跡讓我左胸的凹陷更爲明顯，我的臉也因爲長時間的慢跑呈現深紅色。

然而，當下我一點也不覺得自己這副不尋常的外貌有何不妥，只是依然故我地繼續步上階梯。

我先生米瑞克正在他的書房裡，背對著門，坐在電腦前工作。一聽到我進書房的聲響，他馬上就先出聲跟我打招呼：「妳今天跑很久喔！跑得很順嗎？」

然後他面帶微笑轉過身。但就在看到我的那一刻，他臉上的表情也隨之由喜轉驚。

「發生什麼事了？」他大喊。

「你在說什麼？」我說，「我只是跑了很長一段路。」

「剛剛有人看到妳嗎？」他看起來好像在微微顫抖。

「我爲什麼要管別人有沒有看到我？你到底在說什麼？」

「趕快去把妳身上的染劑洗掉！」他說，「拜託！」

「冷靜點，米瑞克！你是怎麼了？」不過我還是去了浴室，照他的要求洗淨了身上的髒汙。

沖完澡後，儘管我全身既乾淨又放鬆，但還是對米瑞克的反應耿耿於懷。

他是怎麼了？為什麼反應這麼奇怪？

為什麼我深愛的這男人會如此驚恐地看著我？

照理說，米瑞克的態度就像一面紅色的旗幟，是能讓我驚覺自己哪裡出了什麼大差錯的警告。可是，沒一會兒，這個令我心生芥蒂的想法就從我破碎心智的裂隙一閃而過、消失無蹤。

難以追溯的失控

我是一名神經科學家。不論是在祖國波蘭，或是一九八九年起任職於美國國立精神衛生研究院（為美國國家衛生研究院位在馬里蘭州貝塞斯達的分部），我畢生的職涯中，一直全心投入於精神疾病方面的研究。我的研究專長是「思覺失調症」（譯注：過去臺灣俗稱「精神分裂症」，但其症狀有別於人格分裂，故醫界正名），這種毀滅性的疾病常會讓患者難以分辨虛實。

二〇一五年六月，我的心智在毫無預警的情況下，突然出現了奇怪又可怕的轉變。這一切都起因於在我大腦裡作祟的轉移型黑色素瘤，所以我大概有兩個月的時間，都因它呈現一種精神錯亂的狀態。當然，我當下並無自覺。後來之所以能夠突破黑色素瘤覆在我心智上的黑幕，都是多虧老天眷顧、現代醫學的進步，還有家人的警覺和支持。

我是很罕見的個案。因為我雖然曾因腦癌歷經一場很嚴重的精神疾病，但後來不但康復，還能侃侃而談自己當時的狀況。就精神科醫師和神經科醫師（專門醫治大腦與神經系統問題）的經驗來說，能夠從如此嚴重的大腦失能中康復，並徹底從精神異常的晦暗世界中重返正常的人，實在是寥寥無幾。絕大多數腦袋裡長了跟我一樣多腫瘤的患者，在接受治療後，也難以改善先前腫瘤對他們大腦造成的嚴重損傷。

現在回想起來，那段大腦失控的歲月固然令人驚恐萬分，但另一方面，身為神經科學家的我卻又覺得它是上天給我的一份無價之寶。這數十年來，我一直致力於大腦和精神疾病的研究，而這段短暫的精神錯亂歷程，無疑讓我獲得大腦從失控到恢復正常的第一手感受。

每年，全球約略有二〇％的成年人蒙受精神疾病之苦。換句話說，每五位成年人中，就有一位患有憂鬱症、焦慮症、思覺失調症，或雙相情緒障礙（譯注：即俗稱的「躁鬱症」）等精神疾病。光是在美國，每年就有將近四四〇〇萬名成年人患有精神疾病，這個數值還不包括那些因濫用藥物所衍生的精神異常患者。至於歐洲，每年更有高達二七％的成年人患有重度精神疾病。

精神疾病通常會在青壯年時期發作，並跟著患者一輩子，為患者和至親帶來巨大的苦痛。很多無家可歸和受監禁的人都有精神疾病。撇開對社會造成的諸多問題不說，單就經濟層面來看，這些精神疾病每年為全球經濟體系產值所帶來的損失高達一兆美元（美國就占了其中的一九三二億美元）。因爲這些患者的精神異常，根本沒有辦法貢獻生產力。

可別以爲精神疾病只會使人失能，它也可能奪人性命。每一年，全球的自殺人數粗估有八〇萬人（僅美國就有四．一萬人），而這些自殺者當中，有九成都深受精神疾病之苦。

比起其他疾病，美國政府投注在精神疾病治療的經費最多。單單二〇一三年，就高達二〇一〇億美元。（同年投注經費第二多的疾病是心臟病，但金額僅有一四七〇億，與位居第一的精神疾病遠遠差了一大截。）遺憾的是，就算政府投入這麼多的資源，又有這麼多科學家和醫師在這方面研究投入如此多的心力，但基本上，衆人對精神疾病的了解仍然相當有限，也不太清楚如何治癒這類疾病。沒錯，科學家的確已經對精神疾病進行大量研究，我們也幾乎每天都會從這些研究中看到一些新發現。可是至今仍未有哪位科學家能明確指出，這些精神病患究竟是大腦哪些部位或哪些連結出了狀況；也就是說，現在還搞不清楚到底是什麼原因，造成這些患者的大腦運作失常。除此之外，這些精神病患到底是因爲先天基因問題，還是後天因素導致大腦和神經之間的連結出了差錯，也是一直在努力探究的方向。

根據目前研究的數據推測，精神疾病恐怕跟遺傳和環境都脫不了關係。因爲環境牽扯到很多因素（吸毒和濫用藥物皆囊括其中），而那些因素和我們的基因之間都會相互產生複雜的影響。不過就算如此，想要徹底釐清精神疾病的詳細生理和化學過程，仍存有極大的難度。這是因爲精神疾病大多只能靠觀察患者的行爲舉止來評判，而非像癌症和心臟疾病，有許多客觀又精確的生物檢測指標。舉凡影像掃描、透過實驗室檢測的生化項目，都屬於生物指標的一部分，是能夠告訴我們一個人是否患病的重要標的。整體而言，影像掃描或許確實能讓我們看出精神病患腦部的結構或功能與常人有何不同，但於此同時，我們卻依然無法單靠驗血、電腦斷層掃描或核磁共振造影等傳統檢測方式，診斷出一個人有沒有罹患精神疾病。

由此可知，要診斷精神疾病是非常困難的，除了欠缺客觀的生物指標，罹患同一種精神疾病的患者，其表現出的症狀和發病週期更是因人而異。

舉例來說，並不是每一位「思覺失調症」患者都會歇斯底里地尖叫，有些患者在發病時可能反而會變得沉靜，停止與人交談。同樣地，失智症患者也可能這一分鐘還專注於眼前的事物，但下一分鐘就對同一件事不理不睬。還有一種情況會讓診斷精神疾病的難度變得更高——某些精神疾病的症狀或許會強化患者原有的某些人格特質，讓他人很難察覺其行爲舉止出現異常。譬如，在失智症初期，患者的表達能力通常會變差。此時，如果患者本來是有話直說、辯才無礙的人，其他人很快就會察覺其異常；然而，如果患者本來就是內向寡言的人，即便其寡言的程度因失智症更爲嚴重，其他人可能還不太會聯想到他已經出現了阿茲海默症的初期症狀。

對研究人員來說，各類精神疾病的定義始終曖昧不明。不過，現在他們已經爲各類精神疾病彙整出越來越多可供評判的症狀和生物指標，讓臨床可以更有效地診斷出患者所得的精神疾病類型。即便如此，許多精神疾病在症狀、生物指標和肇因都會出現重疊，所以就算是在兩個人身上發現同樣的異常舉止，他們所罹患的精神疾病也可能全然不同。另一方面，部分基因和臨床研究在分析大批病例後發現，各種擁有相似症狀的精神疾病，在大腦裡似乎都具有共同的神經生物學基質，而當代科學最近也持續朝著這個方向探索這番假設的可能性。

今日，科學家已能十分肯定地指出，精神疾病患者大腦出錯的部位主要在前額葉皮質。這是大腦前側一塊高度進化的腦區，與其他大腦區塊有著緊密的連結網絡。只不過，就算科學家目前對精神疾病患者的大腦有這層基本的認知，但距離徹底釐清患者神經網絡中究竟是哪裡出了狀況，或是撥開大腦爲何失能的謎霧，仍有一段路程需要奮鬥。

當一個人的行爲舉止因爲腦瘤出現轉變時（跟我一樣），似乎比較容易從神經學和行爲學的角度建立其病況的因果關係。理論上，神經科醫師都希望每一項精神疾病症狀，可以直接反映大腦某一特定腦區的異常。而在原發性腦瘤的情況下，神經科醫師的這類願望大多可以如願以償。只不過，假如是轉移性腦瘤，那就是另一種景況了；因爲不論這些轉移性腦瘤是因黑色素瘤、乳癌或肺癌而生，它們通常都會同時影響腦部的多個區塊，讓神經科醫師難以判斷患者的行爲異常，到底是由哪一個受影響的腦區所致。又或者，萬一你跟我一樣，腦袋裡同時長了兩顆以上的腫瘤，在這種情況下，也很難判定其行爲轉變是因大腦何處異常所致。再者，腫瘤本身和治療的過程，也會造成腦組織腫脹，對大腦形成壓迫，這些在在都會致使患者的行爲出現不同以往的變化。

人類心智的祕密

雖然我們還是不太清楚，我的大腦當時究竟出了什麼狀況，這一切又是從何而起，但是這段大腦失控的歲月，無疑給了我一個寶貴的機會，親身體悟大腦結構與「人類心智」之間令人屏息的奧祕；這一段經歷不僅讓我更了解它們之間的精巧連結，也讓我見識到「人類心智」的強大韌性。

就跟每位飽受精神疾病之苦的患者一樣，在大腦失控、心智短暫陷入瘋狂的期間，我同樣經歷了一連串症狀，很多都和《精神疾病診斷準則手冊》第五版（《DSM—5》）的敘述相符。這本書是精神醫療相關從業人員的圭臬，不論是在臨床或學術研究上，他們都是依據上頭的論述，來分類各種精神疾病。根據《DSM—5》的敘述來看，我當時的狀態同時兼具了阿茲海默症、雙相情緒障礙和思覺失調症等疾病的病徵。我之所以想寫這本書，其中一項主因就是希望藉由自身的經歷，讓大家更了解這些疾病的相似之處，還有罹患它們的感受和原因。

過去那段日子，我深刻理解到生活在一個毫無道理可言的世界是什麼感受，那種感覺又有多麼令人陌生且不知所措。我曉得那種摸不著頭緒、無法相信任何人的念頭，尤其是面對最親近的人，甚至會認爲他們正在密謀什麼對自己不利的計畫。我曉得那種除了失去洞察力、判斷力和空間感，還喪失了如閱讀能力這類基本溝通技能的感覺。我甚至也對這些缺陷毫無自覺，而這一點或許正是最讓我心驚肉跳的部分。因爲直至我的心智重返正常軌道，我才知道自己在大腦失控的那段日子裡，看待事物的眼光有多麼扭曲、有違常理。

等我的心智終於突破那片黑幕，重拾清醒的思路後，身爲一名神經科學家，我當然想搞清楚自己的大腦在那段時間裡出了什麼問題。而當我知道主要是額葉（編注：主要掌管語言形成、表達、自主意識等）和頂葉（編注：主要掌管各類感覺訊息，同時也和語言、記憶等功能有關）出了狀況時，很快就明白那時候我爲什麼會出現如此多與精神疾病患者相似的行爲舉止，因爲這兩個腦區掌管了許多最人性化的行爲。比方說，那段期間我曾在熟悉的地方迷失了方向，忘記剛剛才發生在自己身上的事，對家人的態度變得既暴躁、刻薄又冷漠；老是斤斤計較早餐吃什麼這類枝微末節的奇怪小事，卻無視自己即將死亡的事實。我甚至完全沒注意到自己在不知不覺間產生了這些轉變。換句話說，即便那時候我的心智逐漸退化，但從頭到尾我都渾然未覺自己正陷入精神疾病的窘境。

這些經歷除了讓我對思覺失調症和失智症等精神疾病有更深入的了解，也讓我切身體會到心智衰退這類多數人衰老時都會遇到的大腦失能狀態。在未來的某一天，許多人可能都必須面對自己、伴侶或雙親身上，出現跟我一樣令人不知所措的心智轉變，諸如記憶流失、舉止變得放肆又不合禮俗、性格丕變，以及無法察覺到自己這些問題的狀況。

我大腦裡的腫瘤和治療過程中引發的腦部組織腫脹，主要對我的額葉皮質造成影響，而這個腦區就是人類晚年最常出現狀況的其中一個位置（另一個則是主管短期和長期記憶、空間定位的海馬迴）。也就是說，只要我活得夠久，步入晚年時，我很可能就會再次經歷許多跟過去相同的心智轉變。

歷劫歸來的可貴

在我失而復得清醒神智的過程中，親身接觸到不少深受精神疾病所苦的患者。這段際遇讓我與他們產生了深刻的連結感，亦激發我站出來分享自己的故事。就目前來看，雖然大眾對精神疾病的關注程度已比過往高出許多，但基本上，社會上對精神疾病仍有許多汙名化的論述。

精神疾病其實就跟心臟疾病一樣，同屬生理疾病的範疇，只不過前者出狀況的部位是結構極爲精巧的大腦。然而，或許就是因爲一般大衆對精神疾病欠缺這方面的了解，以致許多精神病患都被視爲受到詛咒，或是做了什麼壞事而得到報應的罪人。不僅是患者本身，就連家屬都常常因此被貼上這類帶有誣衊意味的標籤。有鑑於此，我希望能拋磚引玉，以自己的這段經歷幫助更多人對精神疾病建立正確的觀念，了解得到精神疾病的人就跟癌症病友一樣，並非遭到詛咒或懲罰，就只是身體的某個部位病了，如此而已。以富有同理心的態度對待精神病患，並盡力爲他們找出治癒的方法，才是面對他們的最佳原則。

有了那段大腦從失控重返正常的經歷後，我想自己不但變得更能理解他人的感受和難處，也更能明白爲人母、爲人妻、爲人友和身爲一名科學家應該具備的態度。當然，我認爲自己一直以來都對精神病患的狀況抱持著同情、憐憫之心，只是在經歷那段心智短暫陷入瘋狂的日子後，我發覺自己現在對這類患者的同理心變得更爲深刻，也更懂得珍惜眼前的生活；此刻，我眞心對自己有幸能再度與家人聚首、繼續人生未完的志業而滿懷感恩。

第一章

難道是老鼠的復仇？

為了破壞新生大鼠腦中海馬迴和前額葉皮質之間的連結，
我們注入了少量的神經毒素模擬思覺失調症的大腦，
而之後，我大腦裡的同一個結構也將大舉失控……

我坐在一個擺放著一千顆大腦的空間裡，這一千顆大腦的主人都曾飽受精神疾病的折磨。

身為美國國立精神衛生研究院的人腦資料庫主任，我的工作每天都會與無數的大腦為伍。人腦資料庫就像一座「大腦銀行」，裡頭收藏的上千顆大腦中，囊括了各種因為不同原因無法正常運作的大腦標本；這些大腦的主人生前可能因它們而看見虛浮的幻象、聽見詭祕的耳語，或是深受情緒大幅波動、抑鬱感如影隨形的持續迫害。在過去三十年間，這些由各地收集而來的大腦，就這麼分門別類地保存在這裡。

在這座人腦資料庫裡，大約有三分之一的大腦主人是因自殺離世。這個令人絕望又心碎的舉動，正是許多精神病患者的最終下場，而這份嚴肅的事實總是日復一日提醒著我和同事們，必須努力在這個領域上盡一份心力。

每份收藏在資料庫裡的標本，剛送來時都是一顆完整的大腦，鮮血淋漓地密封裝在透明夾鏈袋中，再冰存於裝滿碎冰的保冷箱裡，小心翼翼地運送。這些因血水閃閃發亮的大腦，乍看之下就像是一塊紅肉，讓人聯想不到它曾經是構成「人性」的核心器官。然而，就在這顆大腦被裝入夾鏈袋之前，它的確曾在它主人的頭殼裡，支配那個人的每一個動作和想法。

為了理解精神疾病，並且找出治療、甚至是治癒的方法，研究人員需要有穩定的大腦樣本來源。美國國立精神衛生研究院就是為此而生，並成為美國聯邦政府在精神衛生研究領域首屈一指的學術輔助機構。在人腦資料庫，我們會將收集到的新鮮大腦以專業的方式處理，製成可供研究的組織切片標本，然後再分享給世界各地的科學家使用。

不過，收集大腦樣本並不是一件容易的事。尤其是要收集到思覺失調症、雙相情緒障礙、憂鬱症、焦慮症和對各種物質成癮者（如古柯鹼、鴉片、酒精，甚至是大麻）的大腦，更是難上加難。更重要的是，死於重症的精神病患者，例如生前長期躺在醫院、仰賴呼吸器維生，或者嚥下最後一口氣前使用大量藥物的精神病患者，無法成為人腦資料庫裡的標本。因為精神疾病本身就是一個很難解的謎題，若研究對象同時還患有其他的疾病或病痛，只會徒增解開「精神疾病成因」這道難題的複雜度。

不過，為了解開這道難題，也需要未罹患精神疾病者的大腦，以這些健康者的大腦做為研究時的對照組，比較患病者的大腦與健康者有何差異。簡而言之，不論是精神疾病患者的大腦，還是健康者的大腦，皆是我們收藏的對象。

這裡的大腦樣本，大多是來自附近法醫室的停屍間，被送往該處的大體多半死因可疑或不明。因此，我們的人腦資料庫裡除了有自殺者的大腦樣本，也有不少來自他殺或是死因不明者的大腦。

每天早上，人腦資料庫裡的技術人員都會逐一致電給附近的法醫室，詢問他們：「今天有無可供我們製成標本的大腦？」

收取大腦樣本時，必須分秒必爭，因爲一旦死亡時間超過三天，死者的組織就會開始分解，無法將大腦製成標本。爲了進行後續的分子研究，必須趕在死者大腦的蛋白質、核醣核酸（RNA）、去氧核醣核酸（DNA）和其他分子裂解前，將整個大腦組織經由專業的步驟保存下來。

電話中，管理停屍間的工作人員會告訴我們的技術人員，在過去二十四小時裡，停屍間送進了哪些大體，並大略告知這些大體的相關資訊。一般來說，這些資訊非常簡略，只能讓我們知道最基本的年紀、性別和死因，例如說：他是一名服用過量海洛因的年輕人、她是一名心臟病發的中年婦女，或者她是一位上吊自殺的青少年等等。

接著，技術人員就會將這些簡短的資訊，彙整成一份候選清單，拿來與我討論，再共同從中篩選出眞正需要的大腦樣本。

我們要收這顆大腦嗎？這位死者身前使用了過量的藥物。或者是這顆大腦？這位老先生的太太跟停屍間的管理員說，他丈夫生前是個酒鬼。清單中還有一名車禍身亡的男性，就他的資料來看，他生前沒有罹患任何精神疾病的跡象，所以或許研究人員可以將他的大腦做爲研究中的對照組；只不過，車禍的過程中，他的頭部有可能已受到傷害，在這種情況下，我們還應該將他的大腦納爲資料庫裡的一員嗎？

基本上，只要清單上的大腦有機會符合我們研究的需求，我都會同意工作人員將這些大腦取回。畢竟，我們所要尋找的大腦樣本何其稀有、珍貴，所以任何機會都必須把握，才可盡力滿足幾乎快供不應求的研究需求。

我們一旦選定了清單中的合適人選，就會一一與家屬聯絡，向他們提出這樣的請求：「請問您是否願意將至親的大腦捐出，供醫療研究使用？」

乍看之下，這似乎是道很簡單的問題，不過對家屬而言，卻是一份艱難又揪心的請求。因爲就在幾個小時前，清單上的這些人都還活著，但就在我們向他們的雙親、伴侶或孩子提出這個請求時，他們卻已永久離開人世；此刻家屬大多還深陷在震驚和悲傷中。或許就是這個因素，才會只有約三分之一的家屬願意將構成他們至親樣貌最核心的本質捐獻出來。

當大腦送抵，我們會先標註上專屬的編號，以保護每一位捐贈者的隱私性，接著才會開始用這些大腦進行研究。為了更加了解精神疾病，我們會切開收取來的大腦樣本，深入探討其內部的運作狀態。

我的工作日常，就是周旋在這些大腦之間。而這些被切片和冷凍起來的大腦樣本，全都乘載著我們對神經科學的大好希望。我們深信：終有一天，它們都將向我們吐露自己的祕密。

我的第一顆人腦樣本

大腦研究是一門血腥的學問。我投入這門研究至今已經超過三十年，一開始是以大鼠的大腦爲研究對象，其大腦就跟核桃一般大，加上表面並不像人腦有繁複的「腦回」和「腦溝」結構，所以紋理和結構也比人腦光滑和簡單許多。

相較於鼠腦的小巧、簡單，人腦除了體積大，在結構和功能方面的精細、複雜程度，皆遠優於鼠腦。人腦表面的一條條皺褶和裂隙，都是由隆起的腦回和凹陷的腦溝所構成，並記錄了人類進化的壯舉。多虧這些繁複的結構，人類才有辦法在有限的顱腔內，儲存更多記憶、執行更多功能。這個精妙、複雜的組織賦予人類諸多能力，意識即是其中一項；遺憾的是，精神疾病這種折磨人心的意識狀態，同樣是由它而生。

在探尋精神疾病患者的大腦哪裡出錯的過程中，必須深入研究他們的大腦組織、細胞和分子。拜現代日新月異的科技所賜，這方面研究的難度已逐年下降。舉例來說，今天如果想要更進一步解開思覺失調症裡頭的謎團，只須將患有該精神疾病的大腦切片染上帶有放射性或是螢光性的染劑，便可以迅速獲取該組織樣本的相關資訊，評估該大腦細胞的多種分子、蛋白質以及RNA和DNA的狀態。甚至，如果想看看思覺失調症是否與這些患者的基因有關，也可以透過先進的基因定序儀，分析患者大腦細胞的微分子組成狀態。

雖然我對大腦的各項資訊瞭若指掌，但我並不是一位臨床醫師，而是一名主攻神經科學和分子生物研究領域的科學家。在我到這間人腦資料庫擔任主任前，我從未見過完整的大體，或是以任何看得出形體的人體部位做研究。以前的我就只是一名和停屍間還有醫院沒什麼接觸、鎮日埋首實驗室研究大腦的科學家，而且當時送到我手中的大腦樣本，也完全讓我看不出大腦的原始樣貌。因爲送到實驗室的大腦組織不是已被研磨、冷凍（研磨後的大腦組織，就如同淡粉紅色的粉末，細碎地懸浮在小小試管的液體裡），就是已被切成薄片，浸漬在氣味難聞的化學藥劑裡防腐保存；單就它們被送來實驗室的外觀來說，實在很難判別它們到底是什麼東西的樣本，只能知道它們是來自某種有機體的一部分。

在我的研究生涯中，從不會因研究的成果感到憂慮。不論這些大腦樣本所產出的成果是否與我研究中探討的理念一致，我都欣然接受。畢竟，從無數的研究數據中歸結出事實的眞相，本就是科學的本質。我只不過是投入大腦研究中的一員，這世界上還有許多在各自崗位上奮鬥的科學家。我相信，在衆人的分工合作下，假以時日，必能集合衆人之力，將埋藏在這些小小大腦樣本中的奧祕公諸於世。

言歸正傳，稍早我提到，在擔任這座人腦資料庫的主任前，我從未接觸過整顆完整的人腦。儘管我也曾數次造訪大體室、看過幾位大體老師攤手仰躺在解剖檯上，內臟已全數移除。但是，我從未看過人腦從顱骨裡被取出的過程，更不曾親手捧著完整的人腦，將它分切成可研究的樣本。

「妳必須自己動手做。」我在這裡的前輩瑪莉．赫爾曼．魯賓斯坦博士（以下簡稱為赫爾曼博士），二〇一三年訓練我處理這些大腦樣本的方法時，就這麼要求我。「等下一顆大腦送抵實驗室後，我們就一起將它切片、冷凍起來。」

於是同年九月，在溫暖宜人的大晴天，樹梢逐漸染上黃、紅色的秋日裡，我倆站在實驗室裡，靜待著我人生中即將親手處置的第一顆人腦送抵實驗室。我們全副武裝，全身上下配戴著完整的防護裝備：外科手術口罩的細繩牢牢掛在耳後，塑膠製的透明擋板罩住了整個面部，髮帽的鬆緊帶緊箍著前額，過肘的乳膠手套層層包覆著雙手，塑膠製的防水圍裙和鞋套則覆蓋在白色實驗衣和鞋子外，以免處置過程中鮮血噴濺，滲透衣料後接觸到我們的肌膚。

一名人腦資料庫的工作人員，提著一大型白色保冷箱走進實驗室，活像是去參加橄欖球賽的賽前車尾派對，裡頭裝了啤酒和牛排。我知道，這只保冷箱裡，此刻正裝著一顆被大量碎冰凍存的人腦。

低溫保存欲製成樣本的大腦，是一件很重要的事，因為它可以延緩大腦組織裂解的速度。在我們實驗中使用到的大腦細胞，必須保有完整的RNA，如此一來才可從中了解其基因的表現狀態。馬上將從大體取出的大腦置於冰上，就是保有大腦細胞完整RNA的第一步。但若想要長期保存這些組織，我們還需要迅速將它們用極低的溫度凍存起來。在極低溫的環境下，可以讓大腦裡的RNA數十年都不會裂解。

赫爾曼博士打開了保冷箱的上蓋，小心地從裡頭取出一個透明、表面結霜的塑膠袋，然後緩緩從袋中取出大腦，放在我伸出的雙掌中。這顆穩穩被我捧住的大腦沉甸甸的，即便穿戴著層層乳膠手套，仍能感覺到它冰冷的溫度；外觀看來濕漉漉的，就跟一塊還滴著血的生肉沒兩樣。基本上，一顆人腦的平均重量爲一三〇〇公克。不過後來在這裡，我也看過幾顆重達一八〇〇公克的人腦。大腦的觸感就像是質地扎實的果凍，形體貌似穩固卻相當脆弱，假如我不小心翼翼地捧著，很可能一不小心就會被我抓取的力道傷及結構。

由於人腦是全宇宙最複雜的結構，你或許會期待它看起來更……嗯，更繁複。然而，它的外觀並沒有什麼過人之處。我初次在大體室看到擁有完整血液、肌肉、骨骼和肌膚的大體時，很害怕自己會昏倒，但我發現捧在手裡的這顆大腦卻不會讓我這麼不安。或許這是因為，這顆已從大體摘除的大腦，讓我幾乎感受不到它是來自人類的產物。

話雖如此，我還是忍不住對這顆貌似普通肉塊的大腦心懷敬畏，因為實際上它曾為其主人執行過極為複雜的工作。而此刻，這顆最能代表人類核心本質的器官，就盈握在我的雙手中。

面對剛送來實驗室的大腦，我唯一能確定的事只有：在不到一天之前，這顆大腦還掌控著它主人的一舉一動。除此之外，我根本無法從肉眼判斷有關這顆大腦的其他訊息。比方說，它的主人是男是女？有精神疾病嗎？是死於自殺嗎？依據我們獲取這些大腦的來源，收取到自殺者大腦的機率頗高，但它們的主人也很可能是死於肺炎的老婦人，或是因胸口中槍喪命的年輕男子。同樣的，單憑肉眼，也無從判斷這顆大腦的主人生前是心智健全，還是曾受思覺失調症或憂鬱症之苦。總之，想要靠肉眼看穿大腦的底細是不可能的，它絕不會如此輕易就吐露自己所蘊藏的祕密。

大腦四葉

完整人腦的形狀跟橄欖球有點像，中央有一條深溝將大腦分爲左右兩半球。每一個半球都有四葉，分別爲：額葉、顳葉、頂葉和枕葉。

我手裡捧著生平處置的第一顆人腦時，雙眼盯著面積最大的額葉看。這些位於大腦最外層的區塊，即所謂的大腦皮質。而人類這個物種大部分的意識行爲都是由額葉操控，舉凡對萬物的感知，還有內心最私密的想法和想像，皆屬它們的管轄範圍。大腦額葉一直是最讓我著迷的區塊，同時它也是絕大多數神經科學家傾力解碼的研究對象。

「額葉」在左右半球各有一葉，其兩葉的邊界，約略是從眼睛正上方一直向上延伸到顱骨的頂部。就跟其他腦葉一樣，它們的內側都還包覆著大腦內部更爲原始的腦區。

我的目光一直逗留在額葉皮質上，仔細端詳著它的前側頂部，那個區塊大概就落在髮際線的位置。該腦區的面積頗大，上頭布滿了凹凹凸凸的皺褶和裂隙。在人腦的演化中，它不僅是最年輕，也是最先進的大腦區塊，更讓人類成了具備思考力、記憶力、判斷力，以及能夠解決問題，聰明做出決策的生物。

「前額葉皮質」是額葉皮質最前側的區塊，就位在額頭處。從整個大腦皮質的面積來看，所占的面積並不大，可是從它對我們神智的重要性來看，這裡或許是最重要的一部分。因爲目前科學家發現，前額葉皮質掌控了所謂的「執行功能」。這是人類所有認知行爲中最複雜的一種，涵蓋了分辨對錯、約束衝動或不恰當舉止，以及根據當前狀況，預測未來結果的能力。歷年大量探討精神疾病的神經科學研究，已經讓多數人都能接受前額葉皮質出錯，

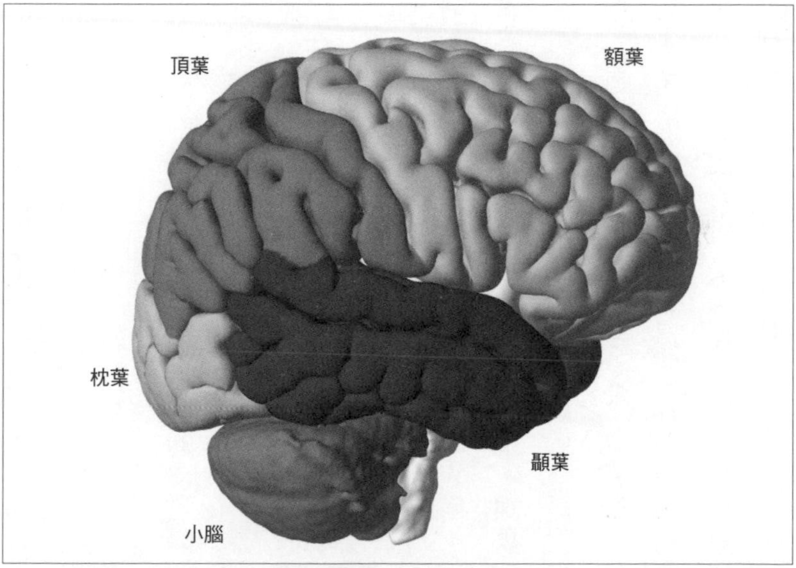

人腦的主要區塊。

是導致精神疾病的關鍵。只不過，目前尚不清楚要出了怎樣的錯，才會導致精神疾病，所以就算現在緊盯著手中的這顆大腦猛看，我知道自己也不可能看出半點端倪。

額葉的後方有一道深深的腦溝，將它與另一大塊表面千迴百轉的皮質隔開，我認出這塊腦區是「頂葉」。它能整合身體各處傳送到大腦的感官訊息，讓我們擁有感覺、味覺、觸覺和移動肢體的能力。頂葉還負責了空間感，所以我們才可以知道自己跟周邊事物的相對位置，並知曉整個身體的疆界。另外，它也賦予我們閱讀和算術的能力。

我將手中的大腦轉向側面，迅速看了「顳葉」一眼，它位於太陽穴處，差不多就在耳朵的位置。這個區塊的大腦皮質是處理高階聽覺訊息的中樞，與聽力和理解言語有關。在顳葉下方，埋藏在層層皮質組織之下的大腦深處，就是我肉眼無法看見的「海馬迴」座落之處。它的英文名字「hippocampus」在希臘語中即爲「海馬」之意，因爲它奇特的彎曲輪廓，跟海馬的外型有幾分神似。海馬迴是人腦進化過程中相當原始的結構，負責儲存長期記憶。不僅如此，它也能發揮跟GPS一樣的功能，賦予空間導航的能力，所以我們才會知道自己身在何方。

隱藏在大腦後側下方的腦區是帶有精緻稜紋的小腦，它是由緻密的神經元組成。小腦能協調自主性動作，讓我們隨心所欲地用不同的方式坐下、走路和說話。在小腦上方，一般人紮馬尾的位置，就是四葉中的最後一葉——枕葉。枕葉主要是處理由眼睛傳向大腦的視覺訊息，賦予我們看見眼前景象的能力。

大腦裡的每一個結構，都對我們日常生活中的一舉一動非常重要。萬一不小心傷了位在大腦後側的腦幹，甚至很可能會癱瘓或是死亡，因爲腦幹掌管了心跳、呼吸和其他基本生理機能。不過，若要說大腦裡最珍貴的區塊爲何，大概非額葉皮質莫屬。沒有它，雖然並不會丟掉小命，但它卻是讓我們擁有人性的重要腦區。一旦此處受損，就會導致傷者出現大量的失能症狀，例如記憶力衰退、喪失組織規畫能力、語言和說話能力出狀況、舉止脫軌和缺乏判斷力等等。

如果可以，我眞的非常樂意再多花點時間好好欣賞、讚嘆這顆大腦，畢竟這是我第一次將大腦捧在手掌上。但爲了讓我們之後的實驗可以順利進行，我和赫爾曼博士必須迅速展開行動，將這顆大腦製成標本，保存起來。

我小心翼翼地將手中的大腦放在一塊置於冰上的大砧板上，然後拿起一把刀身很長、刀鋒銳利的解剖刀。

「假裝妳要切的是一塊麵包或牛排，」赫爾曼博士對我說，「讓刀鋒和大腦頂端的平面保持垂直，並試著讓每一刀的切面都跟前一個切面保持平行。」

我的左手扶著大腦，右手舉起刀子，準備將大腦切片。低溫保存的環境讓大腦組織變得比較堅實，刀身輕易就劃開了大腦。

我的第一刀是順著左、右大腦半球中間的裂隙，縱向將大腦一分爲二。然後我將左半球由前至後，都切成約一．二七公分厚的切片。沒多久我就發現，隨著大腦組織逐漸回溫，它的質地也變得越來越柔軟。此刻，切片的大腦已開始軟趴趴地癱疊在一塊，無法直挺挺地站在砧板上。儘管如此，我仍一刀刀切出比前一次更好的大腦切片。

我拿起每塊切片一一檢視，赫爾曼博士也在一旁比劃切片上的皺褶和裂隙，以及切面上頭由白色、帶點粉的灰色所區隔出的邊界，說明它們所對應的大腦結構。每片切片都有由灰、白兩色大腦組織所描繪出的腦區邊界；灰色是由豐富的神經元組成，白色則是由傳遞神經元間訊號的神經纖維構成。依照每塊切片下刀的位置而定，某幾塊切片中可能還會出現如海馬迴、杏仁核或其他位處大腦內部的結構。

我們快速地把每塊切片放置到玻璃板上，浸入混有揮發性化學物質異戊烷的乾冰中，它們兩者可以產生攝氏零下八十六度的極低溫。我們將組織滑入這盆半液態的混合溶液，液面瞬間猛然冒出大量的蒸氣和泡泡，然後這些切片立刻就被凍存了起來；短短數秒鐘內，原本帶著血色的淡粉紅色組織，就蒙上了一層白色的冰霜。這個快速冷凍的步驟可以保有切片相對完整的解剖結構，因爲在慢速冷凍的過程中，細胞膜往往會破裂。我們用鑷子快手快腳地撈出凍存的切片，放入塑膠袋中密封，最後在袋子表面貼上電腦印刷的條碼。此時此刻，保存大腦的任務才算大功告成。

如果說，剛送進實驗室的大腦看起來像一塊普通的生肉，那麼現在被處理完成的大腦，就像是超市熟食櫃裡的一堆冷盤肉片。彷彿是要強化我們對切片大腦的這層想像，其他幾位穿著白袍的技術人員開始著手幫我們將這些切片完成的大腦樣本收攏起來，送到實驗室的極低溫冷凍庫凍藏。那裡是安放大腦樣本的最終地點，所有送到這裡的大腦，都會靜靜凍存在那個空間裡，直至有一天科學家需要用它們來探索大腦裡無盡的祕密時，它們才會重見天日。

世界最有聲望的醫學研究機構

雖然人腦極為複雜，但透過研究大腦結構比我們簡單許多的生物，也能對它們有更多的了解。早在我初入這個研究領域時，就悟出了這個道理。

三十年前，我還不是美國國立精神衛生研究院的人腦資料庫主任，只是一名擁有化學碩士學位和醫學科學博士學位的年輕科學家，任職於波蘭華沙的精神病學與神經病學研究院，全神貫注在大腦與神經系統領域的研究。一九八〇年代中期，我正在為西方企業製造的藥物進行臨床試驗，該藥物有機會治療思覺失調症。當時我和米瑞克（那時他還是我的男朋友），還有來自我第一段婚姻的兩名年幼孩子，一起住在華沙的一間小公寓裡。

一九八八年八月，我們的生活起了滔天巨變。那個月，在一間德國藥商的邀請下，我參加了一場於慕尼黑舉辦的神經精神藥理國際大會。會場上，我要發表一張有關抗精神疾病藥物的海報，講述它們可以降低嚴重幻覺和精神錯亂的狀況，而這兩者皆為思覺失調症最令人頭痛的症狀。當時我完全不曉得，再過不久，我的研究方向就會從治療這個可怕的疾病，轉向找出導致這個疾病的根本原因。

我抵達慕尼黑時，口袋裡的錢不超過二十美元（那是我當時一整個月的薪水），而且馬上就被西德的豐饒所震懾。不過與我接下來的經歷相比，西德對我的文化衝擊根本不算什麼。

在研討會上，丹尼爾·R·韋恩伯格博士與我相談甚歡，他是任職於美國國立精神衛生研究院的精神病學家，因研究思覺失調症享譽全球。不一會兒，韋恩伯格博士隨口問我願不願意到他的實驗室工作，擔任博士後研究員。

我簡直不敢相信自己的好運。美國國家衛生研究院是世界最有聲望的醫學研究機構，在我傾力研究的精神疾病領域中，其精神衛生部門所做的研究更是領先全球。我從來不敢奢望自己有一天會成爲這裡的一份子。

幾天後，我回到了波蘭，得意地跟米瑞克和孩子說，我們就要去美國了！聽到這個消息，他們都跟我一樣興奮。那時候，波蘭的時局看起來比任何時候還要無望和動盪，許多不幸的波蘭人都嚮往西方國家的自由。衆所周知，美國社會的自由風氣正是所有西方國家中最盛的。

一九八九年的春天，我和家人一起來到美國。波蘭當下的政權也漸漸傾向民主，開始有人放話要推翻蘇聯主導的共產政權。抵達美國的第二天，我接下來二十三年的老闆——韋恩伯格博士，就載我前往美國國家衛生研究院的院區，把我介紹給喬治・賈斯基博士認識。賈斯基博士是來自加拿大的精神病學家，後來成爲熱心的良師益友，跟我一起展開探索思覺失調症這個精神疾病謎團的旅程。

我和賈斯基博士以大鼠爲研究對象。因爲牠們的大腦雖然沒有人腦那麼精細，但結構相似，而且老鼠能表現出複雜的行爲舉止，例如工作記憶、認知與社會行爲等，這些都有助於理解人腦的運作方式。起初，我們把重心放在創造出海馬迴有輕微缺陷的活體大鼠。因爲當時不少強而有力的研究數據認爲，患有思覺失調症的人，其海馬迴的結構都有異常，所以才無法正常運作。爲了破壞新生大鼠腦中海馬迴和前額葉皮質之間的連結，我們在牠們的海馬迴注入了少量的神經毒素，以此模擬患有思覺失調症的大腦。因爲這兩個區域之間的線路異常，就是造成思覺失調症的關鍵。我們想要看看跟正常的動物相比，我們所創造的這些有腦部缺陷的大鼠，會有什麼特異之處，尤其是牠們長大後的行爲模式。

過去，我從未解剖過任何活體或死亡的生物，但我很高興能參與這項研究。我們求知若渴，全心全意地瘋狂投入這個實驗。有一次，爲了找一個安靜的地方執行大鼠行爲模式實驗，我甚至直接把裝在測試籠的大鼠帶到男廁，然後在門上貼了張「實驗中，請勿進入！」的標示便鎖上門，就地進行實驗。我的求知欲和企圖心就是這麼堅定。

賈斯基博士教了我很多。從神經解剖學、神經化學、大鼠生理學到解剖大腦的最佳技術，全都不藏私地傳授給我。我們同心協力為上千隻大鼠動過手術，並進行實驗。

十八個月後，我得知了一件令我萬分沮喪的事：賈斯基博士要離開美國國家衛生研究院，到別的地方工作了。沒了他，我工作的挑戰性變得更高。孤軍奮戰時，我偶爾會在辨認鼠腦的細小結構、操作實驗室精密的切片機，還有抓取逃脫掌控、躲在櫥櫃下齜牙咧嘴的大鼠時，沮喪地落下淚來。

不過，賈斯基博士離開的痛苦事實，也成為一股迫使我獨立的推力，促成了我在職涯中最重大的發現。就如我們過去所預料的，這項神經精神病學上的突破性發現，跟人腦最重要的腦區——前額葉皮質息息相關。最令人哭笑不得的是，這一點，將在我自己的健康狀況亮紅燈時，深切地親身體認到。

麗普斯卡模式

思覺失調症是一種毀滅性的疾病，已經折磨人類數千年。今日，全世界大約有一%的人口，相當於七千多萬人，患有這項疾病；其中，美國就占了三百多萬人，歐洲則占了七百多萬人。任何地區、文化或社會階級的人，都可能深受思覺失調症之苦。患者的症狀因人而異，對治療的反應亦大不相同。許多患者會出現妄想、幻覺等全面性的精神症狀。舉例來說，你可以從街上閒晃，並自言自語的人身上清楚看見這些症狀。還有很多患者會出現認知缺陷，無法有邏輯地做決定和思考；對有助於安排我們處理日常事務先後順序的工作記憶來說，這類缺陷的影響恐怕特別大。另外，為數不少的患者也有抑鬱和情緒表達方面的問題。

就在不久前，精神病學家還認為思覺失調症是一種因壓力和養育方式所造成的心理疾病，尤其是無法提供充分母愛和照顧的母親，最容易導致孩子罹患這種疾病。然而今日，這個理論已經被徹底推翻。現在我們知道，思覺失調症是一種因大腦結構和功能異常所導致的疾病，就跟心臟病是由動脈缺陷所衍生的道理一樣；不同點在於，此刻我們尚不曉得思覺失調症有哪些可做為篩選標準的「大腦特徵」。

一九四〇年到一九五〇年代，陸續有醫師（正確地）懷疑額葉皮質和精神疾病有關，思覺失調症亦囊括其中，於是他們開始用額葉切除法來治療這類疾病。這是一種非常侵入性的大腦手術，必須切除前額葉皮質內，或是前額葉皮質和其他腦區之間的某些連結。此一治療法從實行之初就一直備受爭議，因爲它剝奪了部分患者的人格特質和智力。（這些駭人的副作用並沒有阻擋瑞典學院在一九四九年頒發諾貝爾獎給莫尼茲的意願，他可是發展出這個手術方法的神經學家。）

一九五〇年代中期，抗精神疾病藥物的出現，減緩了多數精神病患的部分症狀，也順勢讓額葉切除術這種粗暴又殘酷的「療法」逐漸式微。可是對許多人而言，藥物的突破還是來得太遲了。一九四六年到一九五六年這段期間，世界各地估計共執行了六至八萬件的額葉切除術。

自一九九〇年代中期以來，精神疾病的研究重心，已從分析患者行爲模式的心理學研究，轉換到探討大腦化學物質的研究（DNA、RNA和蛋白質）。這樣的轉變讓我們開始從遺傳基因、突變基因、異常結構蛋白，或與增加精神疾病風險有關的失能路徑去研究精神疾病。我們希望，透過這樣的研究方向，能夠找出精準的標靶療法，活化或抑制某種分子，讓患者大腦裡斷線的路徑重新回歸正軌。

儘管如此，在大多數情況下，科學家對思覺失調症（以及其他精神疾病）成因的理解仍嚴重不足。因爲要讓一個人表現出思覺失調症的症狀，或許需要數百、甚至是數千個基因異常；再者，思覺失調症患者個體之間的基因本身也存有廣大的差異性，所以目前根本不可能靠基因這條線索，去預測任何人身上所帶的風險變異基因，是否足以讓他／她生病。

一九九〇年我做的那些大鼠實驗，提供了明確證據，顯示大鼠和人類行爲異常可能是由大腦的細微損傷，導致持續性的認知缺陷。這些由我們創造的腦部缺陷大鼠，在空間認知上表現出障礙，例如牠們無法在放有可口獎賞的迷宮裡，找到正確的道路。相較正常的大鼠，牠們對新奇的空間和物件也興趣缺缺，不會像正常大鼠那樣頻繁地與新事物互動。由大鼠展現的結果，我們推斷出這樣的結論：由各種原因所引發的輕微腦部損傷，會損害發育中大腦的功能，致使人腦產生永久性的「失控」現象。

造成人腦在發育過程中出現輕微損傷的因素可能有：母體營養不良或病毒感

染，同時許多和缺陷基因有關的因素也可能造成人腦失控，因爲它們會改變大腦各腦區內或分子之間的傳導路徑和線路。正如我先前於一九八〇年代末期，與韋恩伯格博士和美國國立精神衛生研究院的同事所提出的假設那樣，我們的研究成果清楚指出，額葉皮質是產生思覺失調症的重要位置。

我們的發現在全球獲得了巨大的關注，該研究的模式也被稱之爲「新生海馬迴損傷所誘發的思覺失調症模式」，簡稱「麗普斯卡模式」。一九九三年，我與賈斯基博士和韋恩伯格博士，首次將我們的成果發表在由美國神經精神藥理學院出版的官方期刊《神經精神藥理學》上。自此之後，「麗普斯卡模式」已經刊載在數百本科學刊物上，於世界各地的許多實驗室中重現，並應用到諸如電生理學、基因學和認知等其他研究領域。對旨在治療思覺失調症認知缺陷的新藥來說，它同時也提供了一個研究框架。一九九六年，我們的研究模式在美國取得了專利，可用於篩選和研發創新的抗精神病療法。

二〇〇二年，我成爲美國國立精神衛生研究院分子生物實驗室的主持人。在該研究單位，我持續朝大腦化學物質和基因方向，研究精神病患者與常人的差異。接下來的十個年頭，對我來說是一段既忙碌又收穫豐碩的日子，儘管在那段期間我歷經了兩場重大的疾病：二〇〇九年的乳癌、二〇一一年的黑色素瘤——它是最致命的皮膚癌。當時我堅信自己能打敗它們，並放眼未來。

就跟絕大多數在美國國立精神衛生研究院工作的人一樣，我對充滿無限前景的基因研究懷抱著滿腔熱情，希望藉此解開思覺失調症等精神疾病的種種謎團。知道基因的位置在哪裡、怎麼運作，還有它們如何傳送訊號到細胞和組織裡，能大大推進各個科學領域的進展，精神疾病研究也不例外。事實上，在精神衛生領域耕耘的研究人員，已陸續在患有各種精神疾病的病患身上，找到數千種帶有風險的基因。

一切看來如此美好……

二〇一三年，我獲任命爲人腦資料庫的主任，而且沒花多少時間就適應了這段有趣的職涯新階段。因爲已經研究鼠腦和人腦很長一段時間，所以我的同事大多認得我，也認可我。實際上，正是我二十年前針對這個主題發表的第一篇論文，奠定了我在這條路上的成就，我才有幸獲得殊榮，掌管這些珍貴的人腦樣本。

雖然精神衛生領域的研究已對精神疾病有許多發現，但目前科學家尚未完全理解精神病患者大腦無法正常運作的原因，也不清楚該如何修復他們的大腦；要達成這些目標，可能還需要耗費數十年，並仰賴每一位研究人員的戮力奉獻。

因此，就算我曾罹癌，我依舊努力工作，發表大量的科學論文，向其他數以百計的研究人員分享自己的研究成果，因爲我們都致力解決與基因異常有關的難題，還有其所衍生的困難。

我本來就是能量飽滿的人，每天都騎單車去離家三十二公里遠的辦公室上班；結束整天的工作後，再騎著單車返回位處郊區的寧靜住所。每天的晚餐時間，米瑞克和我都會坐在後院架高的門廊上，那一刻我倆會有種身處甲板上的氛圍，而這艘船正航行在一片由綠樹和青草所構成的大海。我們著迷地欣賞著環繞四周的各種鳥類；有帶著紅冠的大型啄木鳥、在我們家花盆裡築巢的小巧家鷦，還有以我們栽植的紅鳳仙花爲食的鮮豔蜂鳥。

我們對眼前的生活非常心滿意足。

一切看起來如此美好。不過很快地，我就會開始懷疑，早期在實驗中犧牲的那些大鼠，是否正對我展開嚴厲的復仇行動。因爲過去我曾破壞了數千隻老鼠特定的大腦結構，而之後，我大腦裡的同一個結構也將大舉失控。只不過，我額葉皮質的功能之所以會失控，並非是有人大費周章地將神經毒素注入海馬迴，而是因為另一個更稀鬆平常的原因——癌症。

第二章

在視線中消失的右手

每當我將手放到視野右下方，右手就會徹底消失，彷彿被人從腕部切斷。
這一切就像是個弔詭的魔術戲法，可以解釋這個現象的原因大概只有……
腦瘤。

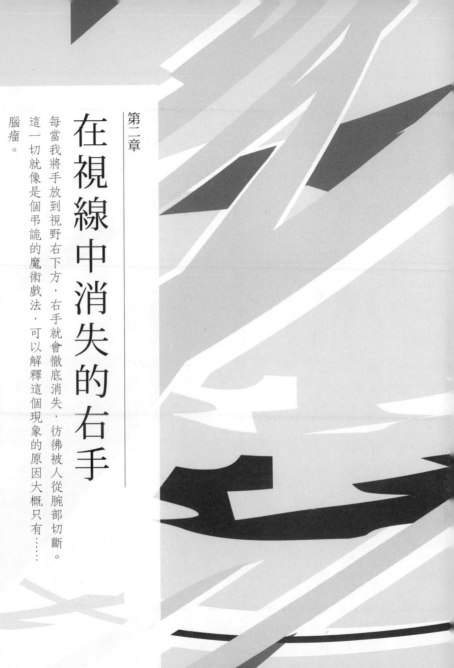

約略在我處理完人生中第一顆人腦的兩年半後，二〇一五年的一月初，我決定實現一個懷抱多年的夢想：參加鐵人三項比賽。

雖然當時我已經完成多場符合奧運賽程標準的三項全能比賽，但我從未挑戰過如「鐵人三項」——必須以游泳、跑步和單車這樣的方式，完成總長二二六公里的賽程。這項挑戰刻不容緩，因為我青春不再，如果不趕緊展開行動，往後我恐怕再也沒有機會參加這類比賽。我打算請教練帶著我訓練，然後在今年夏天或秋天之際，先去參加「半鐵人三項」比賽——以相同階段組成，但總賽程為一一三公里。如果一切順利，隔年我就會考慮參加「全鐵人三項」，到時候我也已經六十五歲了。

要達成這個目標需要付出極大的努力，但我覺得就自身的狀態來說，當時是實現這個夢想的最佳時機。二十六年前，我和米瑞克帶著兩個孩子從波蘭來到美國。此刻他們早已融入這個國家，並如我一般，在此地創造出屬於自己的亮麗人生。米瑞克是一間大型軟體公司的電腦工程師，卡夏是耶魯醫學院裡專攻糖尿病的內分泌醫師，維特克則是匹茲堡大學大腦調節實驗室裡的神經科學家。我的一雙兒女都有美好的人際關係，卡夏更和她的丈夫傑克育有兩名年幼的兒子盧西恩和塞巴斯蒂安；我這兩位寶貝孫子，亦在我們的關愛中迅速成長。除此之外，我和米瑞克也正好步入美好婚姻生活的第三十年。

在事業、家庭兩得意的情況下，我能夠花更多時間在自己的興趣上，尤其是運動這方面。我總想著要練出一身精壯、結實的肌肉，不僅是爲了身體健康，也因爲我很喜歡這樣強健的外貌。我的身體健康狀態良好，但爲了迎接替自己設下的巨大體能挑戰，我迫切希望自己的體能狀態能更上一層樓。

新的一年開始沒幾天，我就請了一位教練，開始爲我的半鐵人三項做準備。我還買了一臺夢寐以求的加能戴爾高性能公路單車——由白色碳纖維製成，能十一段變速，還裝配了應用碳纖維科技的輪胎。由於游泳是我最不擅長的運動項目，所以我決定花整個冬季好好磨練泳技。每週有好幾天，我都會在天亮前起床，到附近的游泳池游個八十到一百趟（約兩到三公里），然後再去上班。

一月底的某個星期四早晨，在我結束游泳訓練從泳池裡起身時，突然一陣頭暈目眩。

我一定是操過頭或是血糖太低了，我心想。

多采多姿的一天即將展開，而且明天早上，我要去蒙大拿州開一場大腦研究的研討會，在那裡我也會見到維特克和他的女友夏安。我們相約要一起去滑雪，所以不論於公於私，我都相當期待這趟出差。然而，就在我開車去上班的路上，突然有一股好像哪裡出差錯的奇怪感覺，因爲我發現自己車開得不太穩，卻搞不清楚是什麼地方不對勁。

到了辦公室，我坐在桌前開始享用從家裡帶來的燕麥粥，然後伸出手，想將電腦開機。

就在這一瞬間，我的胃揪了起來。

我的右手不見了。

我把手移向左邊。

它出現了！我又看得到它了！

可是，只要我將右手重新移到位於視野右下方的電腦鍵盤上，它的輪廓就會再度消失在我眼前。我反覆測試著移動自己的手好幾次，都得到相同的結果——

每當我將手放到視野右下方，右手就會徹底消失，彷彿被人從腕部切斷。恐懼幾乎癱瘓了我整個大腦的運作。我重複著相同的動作，一次又一次地試圖奪回自己消失的右手，但這隻手只要一進入視野右下方，就會自動消失無蹤。

這一切就像是個弔詭的魔術戲法，既迷幻、嚇人又讓人摸不著頭緒，可以解釋這個現象的原因大概只有……

腦瘤。

我立刻想要將這個想法從腦海中推開。

我心想，**不，不可能，不可能是因為腦瘤。**

我很確定自己已經分別在二〇〇九年和二〇一五年前，戰勝了第三期乳癌和第1B期的黑色素瘤。話雖如此，乳癌和黑色素瘤卻常會轉移到大腦。我知道長在枕葉的腦瘤，是最能解釋這種莫名其妙視力缺損的原因，因爲這個位在大腦後方的腦區掌管了視力。我也知道，任何因癌細胞擴散所導致的轉移型腦瘤，是多麼可怕的消息。

腦瘤太惡毒、太致命了，所以「一定」是其他地方出了狀況。或許是抗生素的副作用，我最近正因爲感染有服用一款抗生素。我迅速上網查了「強力黴素」（doxycycline）這款抗生素的副作用。果然，它有可能會產生幻覺或視力方面的副作用——雖然機率很低，但文獻記載顯示仍有發生的可能性。

我告訴自己，**顯然，這就是問題所在。**

放下心中的一塊大石後，我起身前往會議室，準備和一小群來訪的科學家會面。等所有人都到齊，我們就開始討論研究成果，說明基因對思覺失調症患者的前額葉皮質有何影響。

不過，我發現自己無法專注在簡報上，因為不論看著投影屏幕或是同事的時候，都會發現他們有某部分消失不見；我的整個視野猶如超現實主義的畫作，或者是缺了一塊的拼圖那般詭異、破碎。雖然我只有單側的四分之一視野出現問題，但那塊視野中的空洞仍讓我害怕。

這種感覺就好像是腦袋破了一個洞。龐大的恐懼感再次向我襲來，讓我的腦海裡重新浮現不久前不願多想的可能原因：

腦瘤。

我死命地想要假裝自己正專心參與會議，但腦子裡卻不斷迴盪著這樣的聲音：**腦瘤。腦瘤。腦瘤**。

在歷經一個鐘頭的折磨後，我突然起身離開會議室，跑回我的辦公室，在桌前坐了一會兒，把額頭靠在冰涼的桌面，試圖冷靜地釐清眼前這個奇怪的狀況。遺憾的是，就算反覆思索再多次，再怎麼仔細地檢視每一種可能性，到最後，我的腦海中都只有一種答案能解釋這個症狀，而這個答案正是最讓我驚恐的腦瘤。

我必須離開這裡，我必須回家。我跑到停車場，找到了自己的車，急速駛向安嫩代爾。一路上，我的心臟都在胸腔中快速地跳動。

一點一滴瓦解的勇氣

回到家，我準備好自己的滑雪板和安全帽，打包好出差的所有行李。我的目光匆匆掃過備忘錄和一大疊會議中要用到的教材，對所有的東西進行最後的確認，以確保帶齊此行所需要的所有物品。明天一早，我就要飛往有「大天空」之稱的蒙大拿州，參加一年一度的冬季大腦研討會，預計將吸引五百名來自世界各地的神經科學家共襄盛舉。身爲今年被推舉出的研討會主席，這段期間我一直扮演組織這場盛會的關鍵角色。我也已經把自己的迎賓辭傳給大會，並認眞準備演講的內容。

過去二十四年來，我每年都會參與這場盛會。它是我最喜歡的一場研討會，因爲到那裡能讓我在工作之餘，同時享受戶外的樂趣。每天一大早，我們會參加多場探討大腦功能、精神疾病和藥物成癮的專題會議。早上的會議結束後，有幾個小時的休息時間，這時候我們就會去滑雪坡報到。坐著滑雪纜車往山頂的路上，我們會互相聊聊彼此的研究。下午三點左右，一行人再回到會場，重新召開專業的研討會，常常一起工作到晚上。

今年我特別興奮，因爲我的兒子維特克也將出席這場研討會。他和我將一起參加各項會議，然後再跟夏安一塊兒去滑雪。再加上天氣預報顯示，接下來五天都是非常適合滑雪的天氣，更是讓我迫不急待想要踏上這趟旅程。我覺得自己彷彿已經聞到當地嚴寒的空氣，感受到自己高速從滑雪坡往下滑時，冷冽寒風打在臉上的刺痛感，還有看見自己以Z字型閃過樹木，身後飛起眩目雪花。

我對滑雪的熱愛程度甚至更勝科學。滑雪可以給我一種飄逸感，覺得自己是種非凡耀眼的生物，能自由馳騁在皚皚雪地之上。它是一項充滿挑戰和風險的運動。快速滑行在密林之間，或是躍過雪地上突起岩塊的瞬間，最需要的就是當機立斷的決策力，以及對自己敏捷身體、銳利視力和強健肌肉的信心。除此之外，滑雪能看見的景色也非常美！高聳的群山環繞四周，閃亮的白雪鋪在腳下，這種感覺宛如置身在天堂般，美妙無比。

我努力壓抑心中逐漸脹大的恐慌感。我實在無法接受這個奇怪的現象，會嚴重到足以讓我放棄蒙大拿的旅程。絕對不可能會是今天早上發現自己右手消失的瞬間，就一直讓我耿耿於懷的那個最糟糕可能性造成的。我甚至不會讓「腫瘤」這個詞從我口中吐出。

但我心中些許的理智隱約說著，我的處境可能眞的很危險。我必須展開行動，而且越快越好。我抓起電話，打給家庭醫師尤金．旭馬翰，拜託他今天幫我看看。當時已是傍晚，接近他的下班時間，但他同意立刻爲我看診。我沒告訴米瑞克或其他人自己要去哪裡，因爲我不想驚動他們，也不想承認這恐怖的可能性。

自我們從波蘭移居到美國後，旭馬翰醫師一直是我們的家庭醫師，至今已近二十六個年頭。我們剛成爲他照顧的對象時，他還很年輕，又高又帥，才開始自行執業沒多久。過去幾十年我們一直保持聯繫，也在彼此的身上見證了歲月的威力；我們看著對方的皮膚慢慢變得鬆垮，體型逐漸變得圓潤，還老拿自己越來越差的視力和聽力開玩笑。就跟我們一樣，旭馬翰醫師也喜歡跑步和騎單車，所以我們常常與他討論自己最新的競賽成績，跟他有著緊密的連結感。

過去幾年，旭馬翰醫師曾經多次拯救我們一家人，幫助我們度過不少小災難。比方說，我的椎間盤突出、我先生的鎖骨下靜脈阻塞（為此他還切除了兩根肋骨）。就連我首次罹癌時，他也陪在我們身邊，而我在那場戰役中失去了左胸。然後，二〇一一年末，他在我耳朵後方的肌膚上，發現一顆皮膚科醫師沒注意到的黑色素瘤。我的第一任丈夫就是死於黑色素瘤，所以我對這個診斷結果非常驚恐，不過最終旭馬翰醫師也伴我們度過了這場風暴。至此之後，我就樂觀看待自己的健康狀況，我的家人亦然。即便是今日，我都認為自己已經挺過人生中最大的難關。只不過我依稀記得，就在歷經痛苦的手術和放射線治療擊退黑色素瘤之際，我的腫瘤科醫師仍不忘警告我，日後它還是有三〇％的機率會捲土重來，但當下我根本不把他們的話當一回事。**不可能，它絕對不可能捲土重來的。**前往診所的路上，我的腦中只想著這句話。

然而，等到我坐在旭馬翰醫師面前，開始描述自己的視力問題時，我的信心就動搖了。

「是眼睛，一定是我的眼睛出了什麼狀況。」我跟他說。這個問題「不會」跟我的大腦有關。

他開始幫我檢查時，我加快了說話的速度，說道：「我現在有服用抗生素，有可能會產生這種副作用。」我甚至脫口說出：「我上網查過。」

快點，我心想，**我沒有時間耗在這裡！我明天早上就要踏上完美的旅途。讓我們速戰速決完成這些檢查吧！**

旭馬翰醫師仔細檢查我的視力、眼睛和神經反應。我注意到他的臉上沒有一絲笑容，表情凝重且不復以往沉著冷靜。

「有什麼好擔心的？」我要他放寬心，「這種情況眞的可能發生。」

「我不認爲是妳的眼睛出了問題。」他說。

我整個人僵住了。我知道如果出狀況的不是眼睛，那就是大腦。

「妳不論是雙眼張開，或是單獨睜開右眼或左眼的時候，都無法看到妳右下方的視野。」他說，「可是妳的眼睛卻可以清楚看到其他視野裡的所有事物。這個狀況顯示妳眼睛和視神經的功能很可能都正常，但大腦處理右下方視覺訊息的腦區卻出了點狀況。我希望妳立刻去看眼科。」他離開診間，打電話給另一位眼科醫師。

我嚇壞了。

要看見眼前的景物，除了需要雙眼，還需要大腦。雙眼從世界獲取視覺訊息後，視神經會將它送往枕葉，或者說送往大腦裡負責處理視覺訊息的視覺皮質。如果左眼有問題，只會不能看見左邊的景物，但是假如視覺皮質的某個區塊有問題，雙眼都會無法看到特定視野裡的景物——這正是我所面臨的情況。

我打給米瑞克和卡夏，告訴他們我在旭馬翰醫師的診間，因爲我無法看見視野右下方的景物。卡夏非常擔心，但我跟他們強調這不是什麼大問題，並說跟眼科醫師會完診，我會再打電話給他們。

眼科醫師的診間就在對街。茱莉．F．黎醫師檢查了我的視力。她先幫我散瞳，然後用略帶藍光的強光照入我的眼底深處。隔著裂隙燈顯微鏡，她年輕、漂亮的臉蛋靠得我好近，閃閃發亮的耳環幾乎要碰到我的耳朵和臉頰。我喜歡她身上的味道，有著典雅的淡淡香水味。她發現我的視神經和視網膜都很正常，也沒有白內障。不過，當她向後仰時，臉上的笑容卻消失了，取而代之的是滿眼的憂愁。

「很遺憾，是妳的大腦出了問題。」她說，「妳的情形一定是枕葉皮質出了什麼狀況。需要再做更進一步的檢查。」

我跑回對街。此時旭馬翰醫師的診所已經關門了，但他仍在已熄燈的診所接待區等著我，剛剛到達診所的米瑞克也在他身邊。

米瑞克的沉穩總能讓我紛亂的心思平靜下來。雖然他十八個月大時，曾因罹患小兒麻痺（波蘭直到一九五〇年代末才有小兒麻痺疫苗可打，晚了美國好幾年），留下跛行的後遺症，但他是名優秀的單車車手，擁有健壯的臂膀和發達的腿部肌肉。他很聰明、善良又溫暖，還富有幽默感。我的性格強硬、外放又固執己見，但米瑞克對我的愛就像我對他那樣多，所以他總會支持我想要做的任何事。

現在我急需他的安慰。即便在漆黑的等待區裡，我與他和旭馬翰醫師對立而站，我的勇氣正開始一點一滴瓦解。

「我們必須盡快替妳的大腦做個核磁共振造影檢查。」旭馬翰醫師說。

「可是我明天早上要出差！我已經買了機票！」我說，「我是研討會的主席，我必須出席！」恐懼感籠罩著我，連珠炮地說了接下來的話：「我必須去參加會議！我必須去滑雪！沒有我的話，研討會就無法進行。我很『重要』！」我鬼打牆似地不斷重複這樣的論點，像個渴望說服父母讓自己晚睡的孩子。

旭馬翰醫師通常都會順從我的想法，但今天他的態度非常堅決。「在我們找出造成妳視力問題的原因前，我不能讓妳去任何地方。」他說，「以妳目前的狀況，旅行可能非常危險。我們需要立刻做個核磁共振造影檢查。妳必須找人替代妳明天一早的職務。」米瑞克也支持旭馬翰醫師的說法。

由於我不是一個會輕易放棄自己想要東西的人，所以我繼續跟他們爭論了一個小時。但他們絲毫沒有讓步的意思，最後我不得不屈服。

好吧，我告訴自己，為了讓他們開心，我會去做核磁共振造影，把我的旅程推遲一天。

米瑞克和我各自開著自己的車回家。一路上，我緊跟在他的車子後頭，因爲視力障礙讓我很難好好開車。天黑了，在蜿蜒曲折又風雪交加的道路上前行，即便我用盡全力，也無法將車穩穩地開在車道中間。

回到家後，我打給航空公司，把班機延後一天。我也打了通電話給維特克，表示明天他還是要依照行程去蒙大拿，但我會晚一天和他碰面。明天，一月二十三日，是他的生日，不能在他身邊讓我覺得很難過。最後，我撥了幾通電話給也會參加這場研討會的朋友。「嘿，你一定不會相信我發生了什麼事！」我用歡快的聲音說，「我的眼睛突然看不清楚了，必須去檢查一下，所以我會晚一天才去參加研討會。」我努力不讓聲音透露出自己心中的恐懼。

隔天一大早，我們前往附近的影像中心做核磁共振造影。我堅持要自己開車，因爲我一直都是自己開車，而且我希望大家覺得一切如常。但我的車開得非常不穩，在車道上迂迴前進。「我很好！」當米瑞克提出要換手的建議時，我惱火地厲聲大叫，「讓我開！」

經過一番折騰，我們平安抵達造影中心。直到櫃檯人員爲我處理報到手續的那一刻，我才眞正意識到自己的大腦有可能被掃出一顆腫瘤。

準備做核磁共振造影的時候，我害怕到反胃，因爲這項造影會對我的大腦做非常精密的掃描。從呈現的影像中，說不定就會揭露某些隱藏在我腦中的可怕事實。一位護理師在我的手臂插入一條靜脈管，讓大腦組織能吸收的顯影劑緩緩流入我的血液之中。核磁共振造影將利用一套電腦化系統產出我的大腦掃描影像，醫師一般會用它來檢測腫瘤、中風、神經損傷以及其他 X 光、斷層掃描和超音波儀器無法確實檢測到的生理異常。

一位技術人員將我推入核磁共振造影掃描儀狹窄的艙體，並啓動帶有龐大噪音的掃描儀。我一動也不動地在裡頭躺了一個小時，才終於完成掃描，從這狹窄又嘈雜的儀器中解脫。我們返家靜待結果，回程是由米瑞克開車。我精疲力盡，全身精力不只是被掃描過程的壓力和恐懼榨乾，也被之後可能揭露的結果消磨殆盡。

我們在上午十點左右到家。我的班機是今天下午飛，我東摸摸西摸摸，反覆確認行李有沒有帶齊；我在行李箱裡多放了一雙手套和襪子，又發現自己差點忘了帶防曬乳。我滿心期待醫師可以趕快打電話給我，然後說出我唯一想聽到的消息——我的問題不是腫瘤造成的。

但，這是不可能的事。

大約在上午十一點，電話響了。我接起電話的同時，米瑞克也跑了過來，和我一起坐在廚房的板凳上，聽著電話那頭傳來的消息。

「我很遺憾，」旭馬翰醫師說，「我眞不曉得該怎麼跟妳說這件事。」他停頓了一下才接著說，「妳必須馬上去急診。掃描結果發現妳的腦袋裡有三顆腫瘤，其中有一顆甚至正在出血。這表示它是黑色素瘤的可能性很大，因爲它們通常都會有出血的狀況。現在的情況可能非常危急。」

看著我的臉，米瑞克知道我們的世界已經出現了悲劇性的轉折。

我想到了天氣。

此時此刻這個位在華盛頓近郊的住宅區陽光普照。氣象預報說今晚和明天將出現暴風雪，蒙大拿州也會開始降雪。

我想要從廚房的板凳起身，卻發現自己動彈不得。

我就要死了。

霎時之間，這個念頭將我淹沒。不過，我很快就奮力將這個念頭徹底逐出腦外，並展開行動。不論面對任何緊急狀況，我都傾向以理性的態度、有組織的計畫應對，盡可能把握一切我所能掌控的事物。

掛上旭馬翰醫師的電話後，我立刻打電話給我的兒子。「維特克，我不能去蒙大拿了。我的腦袋裡有腫瘤。」我說，「我很抱歉，今天是你的生日，我卻不能去幫你慶生。」當然，這項消息讓他非常震驚，我頓時覺得自己好像壞媽媽，竟然迫使自己的家人必須陪著我再次經歷這個痛苦的歷程。之後我打給在紐哈芬的卡夏，還有我在波士頓的姊妹瑪麗亞。她們倆都嚇壞了。我也打電話給正在參加研討會的同事，建議他們請前任的會議主席遞補我的職位，並代我發表演講，至於講稿等下我會直接寄到他們的電子信箱。所有人也都震驚到無法言語。

爲了我自己，也爲了我的家人，我決心讓自己獲得最好的照護，所以立刻開始研究自己有哪些選項。對此時此刻的我來說，唯有讓自己專注在對抗腫瘤的計畫上，才不會一直去想有好幾顆腦瘤正在腦袋裡蓬勃發展的事實。

我打了通電話給克勞蒂．艾薩克斯醫師，她是我罹患乳癌時，在喬治城大學醫院替我治療的腫瘤專科醫師。「發生了一件可怕的事，我的腦袋裡有腫瘤。」我說，「有可能是乳癌轉移，可是有一顆腫瘤正在出血，所以我的家庭醫師認爲是黑色素瘤。現在我該怎麼辦？」

她開口說話時，語調中明顯帶有震驚。她要我馬上去喬治城的急診室，找麥克．B．阿特金斯醫師——一位主治黑色素瘤的傑出腫瘤專科醫師，到時候她也會在那裡跟我碰面。

門廊轉角處放著先前準備好的行李，我的滑雪板在一旁靜靜盯著我看——那是一組去年才入手，由知名滑雪品牌「金雞」出品的亮麗滑雪板，能根據我雙足和腳趾頭極輕微的動作，甚至似乎隨著我的心意做出完美的反應。有了它們，我能在雪地裡暢行無阻，並且優雅、流暢地滑行。但現在，我卻不得不拋下它們，前往醫院。

我到急診室的時機不太好，那是暴風雪將至的週五午後。或許是因爲焦慮，也或許是因爲腦袋裡有顆正在出血的腫瘤，我的血壓飆得很高。護理師給了我一顆類固醇，以免出血腫瘤的組織發炎引發腦腫脹。我在周圍以輕薄布簾遮掩的行軍床上躺了好幾個小時，這段期間我和米瑞克身邊充斥著各種聲音。奔走、哭泣和喊叫，全都來自急診室其他痛苦和命危的人類。要我在結束皮膚癌手術僅僅三年後就重新回到這個世界，實在是一場極其椎心的折磨。

醫師在我身邊來來去去，每一位都問了同樣的問題，而我也都以同樣的答案回應：「我看不到視野右下方的東西。核磁共振造影顯示我有腦瘤，而且有一顆正在出血。我之前得過乳癌和黑色素瘤。」

結果阿特金斯醫師今天並不在醫院，不過艾薩克斯醫師有來看我，並給我言語上的支持。她離開後，有許多醫師輪番進來關照我。一位神經外科醫師大搖大擺地走進來，告訴我最好接受放射治療，不要動大腦手術，因爲前者的安全性比後者高。另一位放射腫瘤專科醫師來探視的時候，也給了相同的建議。不過即便聽了他們的建議，我們心中依然沒有一個定論，所以就繼續在那裡等了好幾個小時。

瑪麗亞不斷從波士頓打電話給我。她是一名物理師，在當地的布萊根婦女醫院擔任放射腫瘤科的首席放射治療師。

「來布萊根治療吧！」她語氣堅決地說，「這裡的醫生是最棒的。我跟擅長放射治療的腫瘤專科艾瑟醫師談過，他說妳這種情況必須先動手術，然後再進行放射治療。」

我怎麼可能有辦法到那裡？我現在躺在急診室，腦袋裡還有一顆正在出血的腫瘤。就算畢生都在研究大腦，但我既非神經科醫師，也不是任何一種科別的醫師。我對自己接下來可能會發生的事情幾乎一無所知。那顆正在出血的腫瘤會突然爆破，導致鮮血滿溢大腦嗎？我會不會因此一命嗚呼？我最好還是不要亂動。可是瑪麗亞又希望我能夠給她認識和信任的醫師治療。我到底該怎麼辦？

晚上八點過後不久，懸掛在病床旁邊的薄薄布簾被人拉了開來，維特克和夏安出現在我眼前。他們取消蒙大拿的行程，一路從匹茲堡開車到這裡。噢！能看到他們真是太開心了！雖然我心中還是有揮之不去的恐懼和絕望，但他們的出現還是讓我非常開心。沒多久，卡夏也到了。她從紐哈芬搭美國高鐵阿西樂特快車一路趕來，剛好在暴風雪肆虐前抵達。

能跟大家聚在一起，我和米瑞克都很開心；我摸了摸他們的臉龐，親了親他們的臉頰，讓他們身上的味道環繞著我。卡夏累壞了，因為幾個小時前，她還在為病人看診。她和我一起躺在行軍床上，我倆緊緊依偎在一塊兒。以前她還是小嬰兒時，我們就常常這樣躺在床上。維特克和夏安到醫院餐廳買了壽司回來，然後我們一家人就在交織著點滴線和皺褶床單的床面共享了一頓大餐。我們身邊依然環繞著急診室裡各種令人心驚膽顫的聲響，但現在我和我的家人將齊心面對這場考驗。

午夜時分，他們離開了醫院。我還是待在急診室裡，聽著儀器發出此起彼落的嗶嗶聲，還有身邊不時傳來的痛苦呻吟。護理師不時會來病床旁看看我，每次我都會懇求他們把我換到比較安靜的地方。終於在凌晨三點的時候，他們把我移到了急診室裡的一間病房，讓我跟一位重症的老婦人同房，她的一大群家人都在她身邊陪著。

早上，米瑞克和我的孩子回來了，我們繼續漫長的等待。今天是禮拜六，醫院裡擠滿了人。沒有半名醫師停下腳步來看看我，我們就這樣枯等了一個上午。到了中午，我們決定要離開這裡，然後明天前往波士頓的布萊根婦女醫院。不過，事情可沒有我們想的這麼簡單。主治醫師不贊同我們的決定，護理師則告訴我們，如果違背醫院的醫囑出院，保險公司將不會給付我們在急診室的費用。

「沒有他們的許可我不敢出院，」我跟卡夏說，「萬一這個舉動加劇腫瘤出血的狀況該怎麼辦？況且，如果保險公司不願意給付，這次急診我們就要付一大筆錢！」

卡夏冷靜地拿出她的 iPhone，仔細確認與患者權利有關的法案與保險原則，發現護理師的說法根本站不住腳。「她說的不是眞的，」卡夏說，「媽，我們現在就出院。」

如履薄冰

隔天一早，一月二十五日星期日，我們一路向北前往波士頓。啓程前，我的朋友珍妮亞到家裡幫我剪頭髮，她是一位理髮師。我在黎明之際打電話給她，告訴她自己的消息，早上七點時她就穿著一身睡衣趕到我家。我請她幫我理個小平頭，因爲醫師有可能會幫我做開顱手術。

「這樣的髮型會比較方便傷口癒合。」我向她解釋。

米瑞克和我把單車訓練臺和公路單車裝載在我們的豐田 RAV4 休旅車上。如此一來，我們就可以把它們架在我姊妹家的地下室裡，權充室內腳踏車使用。我們都認爲，不論發生了什麼事，我們的體能訓練都不可以中斷。我也帶了自己的滑雪板，以備不時之需。

在下著小雪的早晨，米瑞克、卡夏和我打頭陣開上寒冷的公路，維克特和夏安則開著他們的車跟在後頭。我們經過了附近的一個建築工地，那裡正在興建一間巨安超市。最近幾個月，我一直爲此事興奮不已，因爲我們住家附近終於有一間體面的百貨超市了，之後不必再爲了日用品，開車到好幾公里遠的商家採買。

我還有機會活著看它開幕嗎？我很想知道。

我有股說話的衝動，想爲我的家人規畫未來。我很確定自己就快死了——即便不是現在，但也沒剩多少時間，或許是幾天，也或許是幾週。當然，我已經在網路上查過自己的狀況。長在腦部的轉移性黑色素瘤，其預後非常不樂觀，尤其是年過六十，又同時長了三顆以上的腫瘤。我六十三歲了，腦袋裡還有三顆腫瘤。在這種情況下，我大約只有四到七個月的時間可活。也就是說，我活不過六十四歲，因爲我最快會在五月離開人世，最慢則是在八月。

當我坐在開車的米瑞克身旁時，我的腦袋無法克制地不停想著家人們的未來。我必須寫下遺囑，把我的資產建立信託，讓他們比較好處理我的後事。我希望自己所有財產都可以毫無爭議地平分給他們，不要讓他們爲此動用到律師，傷了彼此的感情。

「到時候米瑞克會把房子賣掉。」我對坐在後座的卡夏說，「他需要搬到比較靠近妳或我姊妹的地方住。」

「媽，別說了。」卡夏說，「我們來談一些開心的事吧！之後我們去越野滑雪，妳一定會喜歡的。」我閉上嘴巴不再跟他們談論我的計畫，因爲我明白自己冷靜交代後事的態度刺傷了他們的心。但我仍默默在心中想著剛剛未完的話語。

米瑞克不能自己住。要他待在我們的房子裡，面對一切如常，卻沒有我的空間會是一件多麼煎熬的事？將心比心，如果先走的是他，我會有什麼感受？到時候他回到黑漆漆的家裡，要怎麼面對那份孤寂。我的衣服、耳環和我生活的蹤跡都還會留在那裡，唯一不在的，就是我。

我對米瑞克滿心虧欠，淚水不自覺地盈滿雙眼。我很擔心他們會發現我在哭，所以我必須甩開這個念頭，強迫自己不要再繼續想下去，但卡夏知道我在想些什麼。「媽，一切都會好好的。」她柔聲道，「米瑞克會好好的，我們都會好好的。別擔心。」可是我怎麼可能不擔心。我擔心他們，也擔心我自己。

當晚，我們一行人全都在卡夏和傑克位在紐哈芬的家過夜。我們的小孫子，盧西恩和塞巴斯蒂安，興高采烈地尖聲歡迎我和米瑞克。他們不太清楚發生了什麼事，但他們知道外婆生病了，每一個人都憂心忡忡。

這幢房子承載了重大的意義和許多回憶。一九八九年，我和米瑞克、卡夏、維特克剛移居到美國時，住在維吉尼亞州亞歷山德里亞市聯建住宅的租賃公寓裡，那裡有許多來自世界各地的移民。我們從來沒有住過這麼大的地方，很滿意公寓的大小，這對我們來說就像是幢豪宅，而且每個孩子都有自己的房間。

我們沒有家具，所以有位同事借我一張加寬的雙人氣墊床，我和米瑞克一起睡在上頭；孩子則各自睡在一塊大型的橡膠海綿墊上，那是我們在車庫拍賣時用一塊一美元的價格買的。之後又過了好幾週，我們才終於在教會拍賣會上，用三十五美元買了一張鍍了鉻黃的桌子，還有幾張配有黃色塑膠坐墊的破舊椅子；對當時已經好幾個禮拜席地而坐、用紙箱當桌子的我們來說，這樣的家具已經相當豪華、舒適了。

卡夏是最先讓我們有購屋念頭的人，因爲就學後她提到自己是校車上唯一在這個住宅區下車的孩子，其他的孩子（她指家境比較富裕的孩子）則是住在美麗的獨幢別墅社區裡——因爲會住在我們這個社區裡的居民，大多是最近剛移入美國的新住民。於是，我們去探聽了在美國購屋的方法，發現買房子的貸款就跟我們原本的房租差不多。原來花同樣的錢就可以讓我們擁有自己的房地產！這一點完全出乎我們意料。

對我們來說，擁有一個自己的家眞是既興奮又陌生的想法。所以，我們開始物色符合預算的房產，然後在《華盛頓郵報》的房產專欄上，看到位在維吉尼亞州安嫩代爾的房子；它離我們原本的住處很近，社區裡都是獨幢的寬敞殖民式樓房，每戶還都配有前後院。我們買的房子，因爲很久沒人整理了，前院原本該是綠油油的草坪早已東禿一塊、西禿一塊，院子裡大樹的樹根也盤根錯節長得亂七八糟。簡而言之，就是整間房子有很多需要我們去整頓的地方。不過，房子後方的大片樹林和一條小溪深得我心。最重要的是，它是我們的土地，未來生活的重心。我們很享受它所帶來的自由和獨立。這幢房子讓我們知道，我們眞的要在美國落地生根了。

現在卡夏和維特克都各自擁有一幢三層樓的美麗樓房。維特克和夏安住在匹茲堡一個波希米亞風格的社區，卡夏和傑克的家則是一幢有著天藍色外觀的維多利亞式建築，位在距離耶魯校區一．六公里遠的安靜街道上。每次去他們家，看到他們的成就都會讓我心中充滿驕傲和對他們的愛，而這份愛同樣適用在卡夏和傑克可愛的孩子身上，我的孫子，盧西恩和塞巴斯蒂安。

有關這些男孩的一切都讓我心情飛揚。他們的髮梢和肌膚總會散發出令人忍不住陶醉其中的氣味。我愛他們的笑顏，還有逗趣、參差不齊又過大的牙齒；我也愛他們凌亂、汗濕的頭髮，以及充滿活力的小小身軀。世界上我最愛的事，大概就是到這裡看看他們，陪著他們玩遊戲、讀書或是一塊走到學校。我努力參與他們童年的每一刻，因爲他們人生中的這個階段稍縱即逝。

這股祖母對孫子難以抑制的疼愛是從何而來的？四十年前，我剛生下卡夏時，我的婆婆高興到喜極而泣，對她的第一個孫子寵愛有加。舉凡寶寶臉上每一個細微的表情變化，或是小手、小腳比劃出的每一個動作，都足以讓她開心到手舞足蹈；老實說，那時候我對她的反應眞是有點尷尬。後來，二〇〇六年卡夏生了塞巴斯蒂安，我同樣成了一位「孫子控」。三年後，盧西恩出生時，我又再次感受到那股身為祖母的超凡情感。就像我的祖母很疼愛我、無條件地給了我滿滿的愛那樣。我發現祖母的愛真是令人瞠目結舌的無窮無盡，而且也會因此變得比較容易多愁善感。當然，也會變得特別容易知足常樂。此時此刻，我更是比過往任何時候都還渴望見到我這兩個小小的心肝寶貝。

隔天一早是星期一，全部的人都一起送盧西恩和塞巴斯蒂安去上學。突然之間，我腦中冒出了「以後我可能再也見不到他們」的念頭，一股狂暴的哀愁隨之自我內心深處湧現，溢散至全身上下的每一顆細胞，讓我哽咽到說不出話來。我親了親他們的頭頂，嗅了嗅他們的頭髮，又將他們瘦小的身軀攬入懷中，深深地抱了一下，才轉身離去。

米瑞克、卡夏、夏安、維特克和我又繼續駕車北上，獨留傑克在那裡照顧兩個男孩。不過，晚一點他將來會合。在我們經過一片宛如只剩下黑與白的荒涼景色時，又下起了雪。觸目所及，只剩下白色公路和被黑色河流切割成一塊塊的雪白田野，而路樹黑色枝幹上的樹枝在雪白背景的襯托下，就像是一道道畫在白紙上的短線。整個世界都被冰封了起來。

我覺得自己也被冰封，脆弱如一片薄冰，一不小心就會被敲得四分五裂。

那些腫瘤的嚇人輪廓

我們在中午前抵達波士頓。瑪麗亞已經替我安排好今天要面談的多位醫師，有的來自布萊根婦女醫院，有的則來自該醫院附屬的丹娜法伯癌症研究所。我的黑色素瘤專科醫師是史蒂芬．霍迪，他任職於丹娜法伯癌症機構；我溫暖、貼心又嚴謹的放射腫瘤專科醫師阿亞爾．A．艾瑟醫師，神經外科醫師伊恩．鄧恩則是任職於布萊根婦女醫院。未來他們三人將同心協力一起處理我的問題。

每場面談我們六人都一起參加——卡夏、維特克、夏安、米瑞克、瑪麗亞和我——再加上醫師本人和一位護理師，還有偶爾會在一旁見習的住院醫師或助理，整場討論的陣仗看起來相當龐大。有時醫師甚至會搞不清楚誰是病人，不得不問「你們哪位是患者」，讓我們忍不住莞爾一笑。我高大又俊美的家人占滿了醫師辦公室裡有限的空間（我和我姊妹的個頭是裡面最小的），而且每到一間新的辦公室，工作人員總要為我們多添幾張椅子。

每一位醫師都為我做了相同的簡單視力檢查：他舉起一隻手的食指和中指，

比出一個V字型的手勢，然後將這個V向上、向下、向左和向右移動，並一一詢問我是否看得見位處這四個視覺象限裡的V。當醫師把V手勢移到了我右下方的視野時，我完全看不到它的存在。

我立刻就被安排做另一次的核磁共振造影檢查，同時還另外做了一項正子斷層造影掃描，後者可以清楚揭露我體內快速分裂的癌細胞在哪裡作亂。我們花了很長的時間和艾瑟醫師面談，他向我們解釋，爲什麼現在當務之急是要對腦中出血的那顆腫瘤進行手術，然後再用放射性療法處理剩下的兩顆腫瘤。他詳盡地描述整個治療過程中的所有細節，還花了好幾個鐘頭和我們討論掃描的結果。我的腫瘤專科醫師霍迪醫師是世界知名的頂尖黑色素瘤專家，他說我必須先接受手術和放射性療法，才能進行其他治療。他的說明非常有說服力，我們一家人對他提出的治療計畫都表示贊同。

在等待與神經外科醫師碰面的空檔，卡夏看了看我寫著面談行程的便條，然後大聲驚呼：「噢，天啊！妳的外科醫師是伊恩．鄧恩，他是我醫學院的朋友。」

「他優秀嗎？」我問。

「超級優秀！」她的回答讓我吃了一顆定心丸，「他是非常認眞、細心的人。」

我的家人魚貫進入鄧恩醫師小小的辦公室，當他和助理回到辦公室時，卡夏和我一起並肩坐在診療桌上。他和卡夏閒談了幾句，並笑著說：「這眞是太巧了！」

鄧恩醫師在電腦上開啓我的各項掃描影像，並對著螢幕比劃我大腦裡那些腫瘤的嚇人輪廓。我匆匆地瞥向螢幕一眼，就把目光移開。因爲儘管我研究過許多大腦，但我實在是不喜歡用這種方式窺視自己受損如此嚴重的大腦；我不喜歡看到那些令人心慌意亂的黑點，出現在原本應該是健康灰色組織的地方。

就跟我的眼科醫師和我所懷疑的一樣，我之所以會產生這樣視力受損的症狀，都是因爲腫瘤長在位於後腦杓枕葉的主要視覺皮質區。它的大小就跟一顆大葡萄乾差不多，若隱若現地位處兩條腦溝間所形成的狹小凹槽之中。就像一頭小小的黑綿羊，隱身在兩座山丘之間的山谷。

看著掃描影像，我告訴自己，雖然它正在出血，但它所在的位置並非糟糕透頂。假如它長在脊椎，我可能會癱瘓；假如它長在腦幹，那麼手術的危險性可能會高到我根本沒有機會接受手術，因爲腦幹掌管了諸如呼吸等基本的生理機能。我很幸運，它長的位置既不會威脅到我的生命，也不會讓我毫無所覺。萬一這顆腫瘤沒有對我產生任何明顯的症狀（也就是如果我的手沒有消失不見，讓我嚇一大跳），它很可能就會繼續這麼默默地在我腦袋裡茁壯，直到某一天才以不可收拾的局面爆發；我很確定，倘若是在這種情況下，我一定必死無疑。這真是不幸中的大幸，至少現在，這顆討人厭的葡萄乾算是救了我一命。

鄧恩醫師說，他會幫我移除腦袋裡出血的腫瘤並止血。之後他會將腫瘤送至實驗室檢驗，確認它到底是不是黑色素瘤。萬一是的話，他也會告訴我們是哪一類型的黑色素瘤。

「我會失明嗎？」我問。手術總會伴隨一些重大的風險，就我的狀況而言，如果枕葉受損，我很可能會因此看不見。

「機率不大，但是理論上還是有可能。」他說，「而且就算妳沒失明，之後妳還是可能會有視力上的問題，甚至也有可能會在術後無法醒過來。當然，這樣的可能性並不大，但我還是必須據實告知妳手術後有可能經歷的所有風險。」

他年輕的男護理師精神奕奕又和顏悅色地遞給我們一份手術同意書，上頭羅列了所有手術可能導致的可怕後果。我在上頭簽了名，便和家人一起離開。

手術安排在隔天，一月二十七日星期二。不過一股巨大的暴風雪正持續朝我們而來，這場暴風雪正是著名的「二〇一五年暴雪」，強烈的東北風暴將在美國的東北部和加拿大飄下大量白雪。就在我們驅車前往我姊妹位在波士頓郊區的房子時，雪已經不斷從天空降下。我們車輪下狹窄、蜿蜒的路面變得濕滑，轉眼間，舉目所及都被白雪所覆蓋。坐在豐田汽車裡的我們，也因為車子不時因積雪打滑而提心吊膽。

最後，由於暴風雪覆蓋了我們周邊的整個世界，所以我的手術不得不往後推遲兩天。我姊妹家的窗邊堆滿了積雪，但暴風雪過後，屋外的世界變得美麗又寧靜。我和卡夏、維特克一起到樹林裡散步，輕盈、蓬鬆的積雪深至大腿。我仰躺在鬆軟的積雪上，擺動手腳在雪地表面撥弄出好幾個雪天使的輪廓。

我們開心地大笑，這一刻我真心覺得，活著真好。

旅程的起點

拜手術延遲之賜，手術前夕我多出了很多和家人相處的時間，這些快樂的時光讓我徹底將腫瘤的事情拋諸腦後。縱使我是研究大腦的專家，卻對了解自己大腦裡發生的狀況興致缺缺。我在人腦資料庫捧著生平第一次處理的人腦時，之所以可以客觀欣賞它的結構，都是因爲那不是我的大腦。可是現在，雖然我想要親自挑選一批醫術高超的醫療團隊幫我治療，卻完全不想去看我的核磁共振造影影像，或是去思考我的腦袋裡到底發生了什麼事。對我來說，我的大腦只不過是一個可能會奪去我性命的致命威脅。

星期四，路面的積雪尚未清除到足以暢行無阻返回波士頓的程度。那天早上的交通塞成一團，到醫院彷彿要花上一輩子的時間。街上擠滿了在深深積雪中緩慢移動的車輛，但氣象預報表示之後還會持續降雪。終於，我們抵達醫院。我所有的家人都陪著我，包括傑克，他把兩個男孩託給他的媽媽照顧後，就從紐哈芬趕來與我們會合。

在接近中午時，我們走進醫院裡由多個半開放小隔間構成的空間，每個隔間裡都配有沙發和舒適的扶手椅；家屬在等候至親從手術室出來的期間，這些小隔間可以提供一些私人的空間。我的家人已經帶了各式各樣的東西來打發時間，像是書、電動和電腦等。一開始醫護人員就跟他們說，因爲風雪的關係，手術的時程大概會延遲，所以他們等待的時間可能會很長。後來，我甚至又在兩到三個小時後，被送回術前準備區。不過我們的心情全都很好，依然能在緊張的氛圍中，笑鬧談天，彷彿我們是在參加一場派對。

通知要進行手術時，我在米瑞克和我姊妹的陪伴下進了術前準備室。在那裡，護理師替我做了一些檢查。我看到麻醉科醫師，也再次見到鄧恩醫師。當下我絲毫不覺得恐懼，反而有種鬆了一大口氣的感覺，因為手術終於要開始了，我很快就會被麻醉，對接下來的事一無所知。

我坐在術前準備室的時候，一位護理師替我注射了一劑強效的鎮定劑，我的意識很快就開始飄向遠方。我任憑自己擁抱意識中的那抹黑暗，一點都不知道這個失去意識的瞬間，只不過是我這趟漫長且危險旅程的起點而已。

第三章

我也成為實驗的白老鼠

「新出現的腫瘤體積非常小，判讀時很容易遺漏掉，其中一顆還長在額葉皮質，很可能會危及妳的智能和認知能力。」

說不定這個治療會殺了我。但是，如果沒接受這個治療我必死無疑。

我一失去意識，鄧恩醫師就從我的顱骨後方開了一個洞，以便處理位在枕葉的出血腫瘤。沒花太多時間，他就找到那顆長在我主要視覺皮質皺褶間，葡萄乾大小的討厭腫瘤。

在他的手術團隊協助下，鄧恩醫師挖除了腫瘤，並抽出手術中溢流到顱腔內的血液。他把一開始爲了替我摘除腦中腫瘤，從顱骨上移除的部分骨頭放回原本的位置，然後用鈦製骨釘將其密封在顱骨上，接著開始替我縫合頭皮。爲了確保縫線的完整性，他先收攏切口兩側的頭皮，然後沿著約十三公分長的切口捲了一個折，才縫合傷口。因此手術後，我的後腦杓上就像是黏了一條肥滋滋的蚯蚓。但過一陣子之後，這道傷口就會變成一道平整的傷疤。

幾小時後，我睜開眼睛。

我第一件注意到的事情是：我看得見！我沒有瞎！我的目光在病房內游移，能看見視野上下左右的所有東西。我舉起自己比著V字型的手，將它輪流移往視野裡的四個象限，就像手術前醫師對我做的那樣。沒有任何問題，每區視野都正常！不論我把V字型的手勢放在哪裡，都可以看見它！我的右手沒有消失，視野裡沒有黑區，眼前沒有任何不正常的地方。腦袋裡那顆出血的腫瘤，沒有對我的枕葉皮質造成永久性的傷害。

我整個人如釋重負，但心中仍有一絲隱憂。

鄧恩醫師告訴我們，這顆腫瘤似乎是轉移性黑色素瘤。不過，究竟結果如何，還要等幾天後，實驗室檢驗的報告出來才知道。在此之前，我們就只能忐忑不安地等待結果，因爲大家都很擔心，我很有可能必須再次與這種可怕的癌症正面交鋒。

黑色素瘤是一種最罕見但最致命的皮膚癌類型，每年約有十三萬人確診，多數患者的皮膚都跟我一樣白皙。黑色素瘤是由黑色素細胞發展而來，它是一種帶有黑色素（深色皮膚色素）的皮膚細胞，能保護較深層的肌膚不受陽光傷害。許多黑色素瘤都是從痣開始，但隨著時間，這類無害黑色素細胞很有可能會產生癌變。一旦如此，黑色素瘤就很可能出現轉移；它常常會從原始的皮膚癌變位置，擴散到各淋巴結和器官，尤其是肺臟、肝臟和——大腦。假如黑色素瘤擴散到那裡，那麼其病程幾乎就已經到了無藥可醫的階段。

我們都心知肚明，我已經被判了死刑。

沒有人對我來日無多的事實有所異議。我的家人、醫師和我自己都非常確信這件事，但我們都避而不談，任憑這個駭人的現實遊蕩在我們之間。

一月二十九日，星期四晚上，我筋疲力竭的家人全都回我姊妹家休息，獨留我一人在醫院休養。我躺在病床上，雖然感覺不到一絲疼痛，卻始終無法入睡。為了避免我的大腦腫脹，醫師開了大量的類固醇藥物，而失眠正是類固醇的副作用之一。我的神智非常清醒，整個腦袋充斥滿滿的回憶。

在這個晦暗的時刻，一位加護病房的護理師拉了一把椅子到我床邊坐下，就近監控狀況。隨著雪花在窗外片片落下，我滿心的話語也情不自禁地脫口而出。我跟她說了過去從未和其他人提起的事情，就這麼說了一整晚，把這些自以為已經留在波蘭的痛苦故事都告訴了她。

隔天早上，維特克和夏安第一個來看我。在安靜的病房裡，我也向他們傾訴自己昨晚告訴護理師的這些故事。我很確定自己就快要死了，所以想要讓他們知道我的過去，因為這也是他們的過去。我特別希望維特克知道更多有關他父親維托爾德的事情，他是一位傑出的電腦科學家。

其實，我想要說出這些故事還有一個自私的原因：我需要一個表達內心恐懼的管道，並且告訴他們，此刻我們的家族史正以一種最痛苦的方式重演。因為在維特克年僅七歲的時候，他的父親就是死於我現在很可能罹患的那種癌症：轉移至大腦的黑色素瘤。

黑色鬼魅

前夫告訴我這個消息的時候，維特克還是個蹣跚學步的孩子，他的姊姊卡夏則只有五歲大。一九八〇年六月，我們還住在波蘭華沙，那天是炎熱又陽光普照的日子。那時候我二十九歲，是年輕的人妻和兩名孩子的媽。維托爾德走進家門、臉部因恐懼而扭曲時，我正在切菜準備做晚餐。

聽到他嘴裡傾吐而出的話語，我簡直驚恐到快要無力招架。那天稍早，他去了一趟當地醫院看皮膚科，因爲他發現自己背上長了一顆黑痣。醫師粗略地看了維托爾德的黑痣，便診斷他得了黑色素瘤。

「他說我快要死了，」維托爾德說，「最多只剩八個月可活。」

我想要尖叫，卻發不出任何聲音。最後，我大聲說：「他一定是誤診！」

肯定是，那名醫師一定是庸醫，是波蘭健保體制裡衆多醫術兩光的醫療人員之一。任誰看到維托爾德，一定都會說他是超級健康的人。他的面容英俊、肩膀寬厚，而且全身充滿肌肉。因爲除了有游泳的習慣，平常他也會跑步；在波蘭，當時幾乎沒有人會單純爲了運動去跑步。我們是一個充滿朝氣的美滿家庭，還有兩名完美的孩子。照波蘭的標準來看，我們生活富裕、功成名就且積極進取。我們倆才剛在伊利諾大學厄巴納的香檳分校，完成一九七八到一九七九學年的學業，維托爾德的學費還都靠傅爾布萊特獎學金（編注：世界上聲譽最高的國際教育交流計畫之一，在一五五個國家和地區運作，是由美國政府資助的國際教育交流計畫，根據時任美國參議員威廉．傅爾布萊特的提案，於一九四六年設立）支付。我們對未來有著遠大的計畫，但癌症絕不在其中。

隔天一大早，我們匆匆趕到位在華沙的同一間醫院，要求醫師再幫維托爾德看診。不過，那位醫師只是嚴肅而冷漠地重申原本的診斷：維托爾德幾個月內就會死。「愛莫能助，」他說，「請你們做好心理準備。」我頓時覺得一陣頭暈目眩。護理師塞了一顆鎮靜劑到我手中，接著就帶我們步出診間。

「我們不要告訴任何人這件事。」那天晚上我倆躺在床上時，維托爾德這樣低聲說道。在當時的波蘭，罹癌是一件可恥的事。就算是在我們那群受過良好教育的開明朋友認知之中，也會將癌症視爲一種軟弱又無法掌控自己人生的象徵。簡而言之，在當時的時空背景下，癌症算是一個禁忌話題。

幾天之後，一位腫瘤專科醫師確診維托爾德得了黑色素瘤，並馬上爲他安排手術。幾週之內，我先生的黑色素瘤就被切除，並開始進行化療。

我們在位於瓦維爾街上的腫瘤醫學機構接受治療，那裡的化療室氛圍令人既害怕又抑鬱。更雪上加霜的是，就像當時多數人那般，我們對於化療幾乎一無所知。沒有人告知化療會對病人造成什麼樣的影響，也沒有人說明這樣的治療會帶來什麼樣的成效。醫師和醫療人員不會跟病人進行任何溝通，只會默默將化療室裡的裝置設定好，獨留家屬在裡頭陪伴病人接受治療。在網路尚未普及的那個年代，想要獲取資訊並不容易。話雖如此，但我還是非常清楚，我們的處境如履薄冰。癌症，尤其是黑色素瘤，在當時被認爲是一種重症，鮮少有人能夠挺過它活下來。

但是，幾週過去了，維托爾德並沒有離我們而去。歷經手術和好幾輪的化療後，他重返了正常的生活。沒多久，我漸漸忘了他曾經罹癌的事實。老實說，與其說是遺忘，倒不如說我是刻意將他生病的這段記憶踢出腦海，或是將這段過去塞到腦中深處的角落，以表象的幸福層層覆蓋、用飲酒狂歡將它徹底塵封。

然而，不管這段記憶如何深埋在我的潛意識之中，維托爾德的疾病還是如鬼魅般糾纏著我們。他變得越來越沉默寡言，在我們拒絕正視這疾病的嚴重性下，我倆的關係也漸行漸遠。我很害怕，儘管我一直說服自己不要如此；恐懼加重了我們之間的疏離感，將彼此的距離推得更遠。

一九八一年末，波蘭急遽惡化的政局就像是我婚姻狀況的寫照。該年十二月，波蘭的共產政府宣布戒嚴，企圖藉此粉碎國內反對黨日益高漲的聲勢。此舉大大限制了波蘭人的自由，同時也讓整個國家早已動盪不安的經濟，陷入更爲窘迫的處境。坦克占據了華沙的街道，全副武裝的波蘭士兵在街道上來回巡查。在冰天雪地的夜晚，他們會克難地生火取暖，讓黑暗的城市裡搖曳一簇簇的火光。這對我們來說是全然陌生的世界，事實上這裡儼然成爲一個令人害怕的戰區：空盪盪的店家前排了等待食物的長長人龍，士兵在檢查哨仔細審核來者身分，大家紛紛趕在宵禁前回家以免被捕，我們還有不少朋友已被抓進大牢。

就在那段期間，我愛上了另一名男子——米瑞克。**我和維托爾德的婚姻已經名存實亡了**，每次我投入米瑞克的環抱時，總是用這個事實安慰自己；他沉穩的性格正是我和孩子需要的。維托爾德難以接受我不忠的消息，於是隻身搬往法國，消失在我們的世界裡。接下來兩年，他只回來看過孩子幾次；就當下的時局來說，要這樣往返西方國家並不容易。

有一次維托爾德看完孩子，準備要離開時，在玄關處說，我是偉大的好母親，因爲我總是無條件地成爲孩子的堅強後盾，他很嫉妒我對他們的信念和無私付出。他的話語溫暖、謙遜又帶著淡淡的哀傷。他親了親我的臉頰和我道別。那是這些年來，他第一次對我做出這麼友好的舉動。

那時我當然不知道，這些話將是維托爾德對我說的最後一席話。一九八五年五月，就在維托爾德到華沙看孩子的幾個月之後，他病逝於法國波爾多的醫院。之前的癌症轉移到他的大腦。彼時，醫學界對這種腦癌完全束手無策。

聽聞這個消息時，我渾身不由自主地顫抖；當我告訴孩子們這個消息時，他們的眼淚則撲簌簌流下。他們的年紀還太小，不適合參加喪禮，所以我決定與維托爾德的家人一起去參加。喪禮結束之後，即便我曾試著向孩子們談談他們父親的死，但他們一點都不想聽。多年來，我們只是以各自的方式，盡力讓自己不斷往前走，但維托爾德的死亡陰影其實始終籠罩著我們，而黑色素瘤這個名詞也成了關鍵字，對我們家族有著特別重大的意義。

重返豔陽下

二〇一五年二月一日，這天是星期天，也是術後的第三天，我已經恢復到可以出院的程度。米瑞克帶著我回到我姊妹的家繼續靜養，在那裡我仍可以和我的醫師群保持密切聯繫。

爲了預防大腦腫脹，醫師依然給我大量的類固醇藥物。所以此刻我覺得自己像是名擁有無限能量的超級英雄、猶如吃了興奮劑的瘋狂女子，滿腦袋都想著：我要做點什麼、我要做點什麼、我要做點什麼。

受到這股衝動的刺激，我開始從波士頓發了一大堆電子郵件，寄給我在美國國立精神衛生研究院的同事，舉凡是行政、臨床或是學術人員，我全都寄過一輪；因爲我要說出所有想讓他們知道的事，以免我死了，無法讓他們知道。雖然就本質而言，寄這些郵件的動機很合理，但我寄出的數量，還有我在每封信裡鉅細靡遺的長篇大論，都透露出我這樣的舉動是受到類固醇的影響所致，因爲它讓我體內充滿了狂躁的能量。

我無法阻止腦中奔流的思緒，也無法阻止談論和寫下這些想法的衝動。我一頁又一頁地寫下有關自己人生的大小事，因爲萬一這場病把我帶離人世，我需要確保關於自己的一切皆能完整留下，不會就此消失。況且，這件事成眞的機率眞的非常高。即便我的身體健康、對人生充滿熱情，並且對身邊的人有著深深的愛戀，但我就要離開這個世界了，這一刻還可能很快就到了。我知道這件事，我的家人也知道。鐵人三項的訓練結束了，我所熟知的人生也結束了。

儘管如此，我也並不打算束手就範，不做任何奮鬥。奇妙的是，我對這個想法竟抱持著樂觀的態度。自從我的第一任丈夫死於黑色素瘤後，我就不斷關注有關這個可怕疾病的最新研究。每當我看到醫學界在這方面又有所突破，就會想到維托爾德。**如果他活得夠久，接受了這種治療，不知道會怎樣？會不會今天他就還活著？**令人心碎的是，醫學在這個領域的驚人進步，對維托爾德來說，爲時已晚。

目前最新、最有前景的抗癌方法是免疫療法。這種頂尖的療法是利用身體本身的防禦系統去對抗這個疾病，即：透過強化免疫系統辨認和摧毀癌細胞的能力，達到將癌細胞一網打盡的效果。研究機構、科學期刊，甚至是報章雜誌和電視節目都一直在宣揚免疫療法的功效，將它視爲抗癌醫療數十年來，或者是整個醫療史上，最振奮人心的突破。

我的黑色素瘤專科醫師是一位知名的癌症免疫療法專家，霍迪醫師在二〇一二年就治療過我，當時在我的頸部發現了黑色素瘤的蹤跡。雖然我們還在等待實驗室的檢驗報告出爐，但根據鄧恩醫師的評估，霍迪醫師認爲我確實出現了轉移性黑色素瘤。因此，我從手術中恢復體力並開始接受放療之後，我們就會開始討論其他的附加治療選項。

免疫療法會是其中一個選項嗎？這是我最大的祈願，但我也知道它是個希望渺茫的選項。因爲在二〇一五年，醫學界還沒有什麼文獻報告，指出以免疫療法治療腦部腫瘤會有怎樣的成效，而且也還沒有人將當下最新的藥物應用在位處腦部的轉移性黑色素瘤上。據我所知，在我這種情況下的人，多半是凶多吉少。

我原本是很容易絕望的人。不過就在幾年前，我從一位看似跟自己毫無關聯的人身上學到一個重要的觀念，那個人就是藍斯．阿姆斯壯。二〇〇七年，我父親因直腸癌重病臥床。爲了照顧他，我多次搭機往返美國和波蘭。在漫長的飛行旅程中，我看了許多書，其中包括由阿姆斯壯本人撰寫、敘述自身戰勝癌症歷程的《重返豔陽下》。

那時，我還沒有親身與癌症搏鬥過，但讀著阿姆斯壯的書，我感同身受到淚流滿面。我認同他爭強好勝的精神，尤其是在眼前看似毫無希望，貌似注定英年早逝的前提下，我對他處置疾病的方式更是印象深刻。就在某些醫師放棄治療，他又沒有健保和足夠金錢支付醫療費用之際，阿姆斯壯靠著自學，努力鑽研治療癌症的方法——他罹患的是已轉移至肺臟和大腦的睪丸癌。之後，他找到了美國最棒的醫療機構和醫師替他治療。

「你必須成爲自己最佳的支持者」，這是阿姆斯壯秉持的理念。你不可以完全依賴自己的醫師、家人或任何人，無論你覺得多麼不舒服或是無力，都必須盡可能打理好自己。學習一切跟自身疾病和診斷有關的資訊，找出最適合你的醫師，充分了解醫師開立的藥物、治療方式和他們可以爲你做什麼。永遠不要停止追根究柢，以及保有提出問題的習慣，同時也要不斷確認、確認、再確認醫師告訴你的所有事情——從中列出你的第二和第三選項。這一切都取決於你，因爲不管是愛你的家人，或是想要你活下去的醫師，最終都沒有任何人能爲你的健康負責。當然，你需要一個支持你的團隊，但最後還是得靠自己的力量挺過這場競賽。

把抗癌的過程喻爲一場競賽，絕非是一種虛無的隱喻。就如阿姆斯壯所寫，在高強度的運動賽事中，痛苦是完成比賽的必然過程。唯有挺過心理和身體上的巨大苦痛，才能夠迎向賽程的終點線。身爲一名馬拉松跑者和鐵人三項運動員，我八年前讀到阿姆斯壯的書時，就完全明白他的意思。如今，輪到我面對自己人生中最艱鉅的挑戰。我知道自己最愛的運動賽事爲我鍛鍊出的耐力，將會是我面對這場戰役的最佳後盾。它不僅能讓我忍受未來要經歷的磨難，也有機會幫助我活下來。

我早已做好了準備，要迎戰這場爲期一輩子的硬仗。我不僅很能忍受身體上的折磨，也一直鍛鍊自己要有不論處於何種條件都絕不放棄的精神。當我不得不再次面對這種疾病，而且還是最致命的種類時，我知道那份「我會挺過它，我會完成它」的態度，必將成爲我的救命繩。彼時，優秀的醫療照護和堅定不移的毅力救了阿姆斯壯一命；此時，我希望它們同樣能挽救我的人生。這個過程中，需要承擔前所未見的風險，但「活下去」就是我最大的勝利。

正因如此，儘管我的存活機率渺茫，但我的家人和我都開始積極學習有關轉移性黑色素瘤的一切資訊。所幸，我們本來就擁有進行這項計畫的良好條件：維特克是神經科學家、卡夏是醫師，我姊妹瑪麗亞則是在放射腫瘤科工作的物理師，而米瑞克更是邏輯清晰、頭腦冷靜的出色數學家。集結眾人的專長，我們仔細研讀了轉移性黑色素瘤的機制，還有可行的最佳治療方法。爲了找到最新的研究成果，我們還搜遍了醫學期刊，並持續與醫師討論。

當然，我對自己快死的念頭還是會感到恐懼，可是我不允許自怨自艾、不要自己蜷曲成一團，縮在角落哭泣。因爲假如我還有一絲活下去的機會，這樣的舉動只會浪費我寶貴的能量。

這不是我第一次拒絕輕易認輸。

六年前，在開始接受乳癌化療之前，一位熟人打電話給我，提到乳房切除術會造成巨大的痛楚，再加上化療過程也會耗盡元氣，所以我一定會無法下床走動。她還說，她寄了一份到時候會用得上的禮物給我。幾天之後，我收到了一份包裹，裡頭裝著一套布滿圓點花樣的柔軟睡衣，還有一張小卡，上面有著她對我的深深祝福，並提醒我要做好在床上待大把時間的心理準備。

雖然我很開心收到禮物和祝福，但她實在是太不了解我了。

動完切除乳房的手術後，我確實在病床上躺了兩到三天。不過，到了第四天，我就下床到外頭走動，極度渴望重返日常生活。我下定決心盡可能忽視傷口的疼痛和不適，集中火力讓自己趕快復原。出院之後我眼裡完全容不下那件睡衣，所以就把它送人了。

這段插曲後來成了我們家裡不時提起的笑話。在我接受自己得到轉移性黑色素瘤的事實後，米瑞克和孩子們還問我：「要不要送妳一件圓點睡衣？」聽到他們的問題，我心中只有一個答案：「千萬不要！」

我無意悲嘆自己的命運，因爲自憐只會摧毀我的冷靜，吸走身上的能量。只不過，我也不曉得接下來又將會有多麼糟糕的事情發生在自己身上。

沒有一勞永逸的治療

三月中旬，距離上次神經手術約略一個半月，一系列的核磁共振造影結果顯示，我的腦袋裡多了好幾個新的小病變（不正常的組織），而且散布在不同的腦區。這些不正常的組織很可能是腫瘤，但單憑核磁共振造影的結果很難明確判斷。

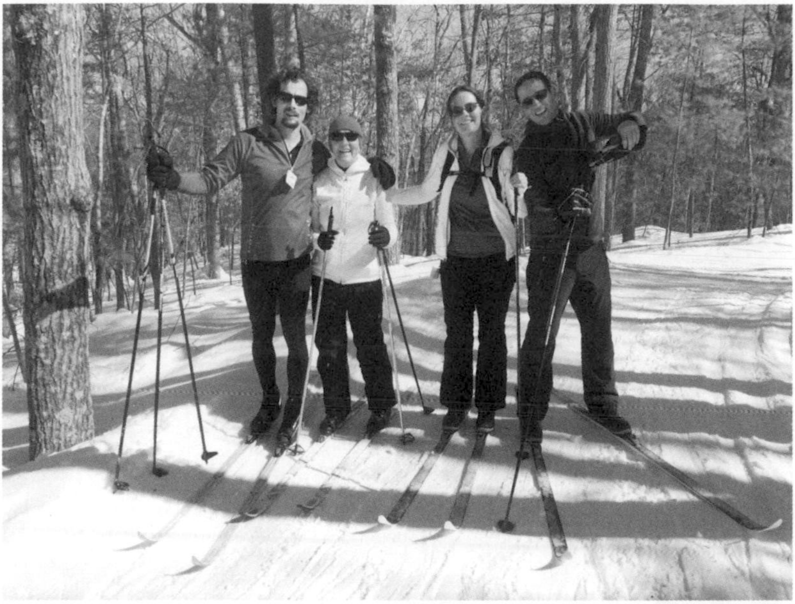

在我接受大腦手術，移除枕葉腫瘤整整一個月後，維特克、我、卡夏和傑克一起去波士頓外的山林進行越野滑雪。

艾瑟醫師是我在布萊根婦女醫院的放射腫瘤專科醫師，他認爲立體定位放射手術是對付我腦中腫瘤的最好選項。這項手術會將高劑量的放射線打在患者的腫瘤上，目的是讓腫瘤萎縮、消失。另一種治療方案則是全腦放射線治療，該療法則會對整個腦部施予低劑量的放射線。不過，艾瑟醫師表示，就黑色素瘤而言，全腦放射線治療並不是最好的選項，因爲高劑量的放射線才有辦法殺死這些攻擊性特別強的癌細胞。

反正我本來也不打算接受「毀壞一切的焦土政策」式治療方法，所以我對艾瑟醫師的決定並沒有什麼異議。再怎麼說，放射線本身並不是什麼百利而無一害的治療手段。說白一些，我們只是利用放射線來殺死細胞，但它並不具有分辨癌細胞和健康細胞的能力。要我把整顆腦袋浸潤在有害神經元的輻射線之中，這畫面簡直讓我毛骨悚然。

對某些末期的黑色素瘤和長有多顆腦瘤的患者來說，立體定位放射手術是不可行的治療方式，因爲它必須對腦中太多位置施打高能量的放射線，很可能會造成致命性的腦組織損傷。這一點當然也是我非常擔心的部分。好險，在這個時間點，我腦袋裡的腫瘤數量還不算太多，立體定位放射手術的「標靶性」治療，或許還有機會對我產生幫助。於是，我躺在一張附有客製面罩、固定我頭部的輪床上，幾發高能量的放射線光束準確打在我腦中的幾顆小腫瘤上，此舉有望讓它們日後自行萎縮、消失。

可是標靶性放射治療並非一勞永逸的治療手段。萬一新的腫瘤還是不停出現（照目前的情況來看，它們很顯然會不斷重現），我的大腦很快就會被一大堆致命的病變組織攻陷。倘若之後真的面臨這種狀況，醫師就會停止對我進行這種放射性治療，因爲這種方式對我一點幫助都沒有。況且，大腦能承受的輻射量有限，超過了這個限度，恐怕就會對大腦造成永久性的損傷。腫瘤如果持續增長，我的大腦就會受到壓迫，而我顱骨間緊密的腔隙也會出現腫脹，最終我會陷入昏迷。而當腫脹的組織壓迫到位在顱部底端的腦幹，我就會一命嗚呼。

我必須採取一些更積極的行動，在日新月異的醫療浪潮裡，找到某種可以救我一命的頂尖療法。因爲如果沒有某種更創新、更積極性的治療方法支持，接下來我大概就只剩幾個月可活。

我和家人持續閱讀每一篇發表在醫學期刊上的創新研究，並且拜訪了波士頓多位黑色素瘤專家（有臨床醫師，也有研究人員），然後整合所有資訊、仔細分析衆人建議。同時，我心裡也悄悄地滿心期望我的黑色素瘤專科醫師，任職於丹娜法伯癌症機構的霍迪醫師，之後會建議我採取某種非凡、新穎的免疫療法。

其實，自我動完大腦手術後沒多久，我就一直沒有再見到霍迪醫師。後來再次與霍迪醫師會診時，他一聽聞我腦部腫瘤的數目又增加的消息，便一臉嚴肅。除此之外，令我大失所望的是，他說自己並不確定免疫療法適不適用於我現在的這種情況。

「目前，沒有任何醫師知道，它是否能成功治療長在腦部的末期黑色素瘤。」他解釋。

過去我在研究這類資訊時，也有這方面的疑慮。該次會診快要結束之際，霍迪醫師向我提起一個在波士頓參與臨床試驗的機會。可是我對於是否要參加而舉棋不定，尤其是這項試驗的執行地點還離我家很遠。

我們實在不曉得下一步該往哪裡走，所以繼續搜尋各種資訊，並造訪任職於麻州總醫院的基斯．法拉赫提醫師。他在領口打了個紳士領結，個性溫暖又博學，花了一個半小時跟我們解釋目前治療黑色素瘤的最新方法。我們會來拜訪他，除了因爲他是擅長標靶療法的醫師外（標靶療法是一種很有前景的治療方式，能鎖定癌細胞上的特定分子），還因爲他同時也是一位治療黑色素瘤特異性突變的專家。

縱使法拉赫提醫師有豐富的標靶療法臨床經驗，他還是建議我先試試免疫療法。他告訴我們，喬治城隆巴迪綜合癌症中心即將針對有黑色素瘤腦瘤的患者，進行一項免疫療法的臨床試驗。該項試驗將由具高度聲望的腫瘤專科醫師麥克．阿特金斯醫師主導——他正是我發現腦瘤時，我的乳癌醫師推薦給我的腫瘤專科醫師。

「阿特金斯醫師非常優秀，我跟他一起工作過。」法拉赫提醫師告訴我們，「妳應該在那裡接受治療。這對妳來說非常方便，因為妳就住在那個地區，而且他是一位很棒的醫師。」

有鑑於我的預後狀況不佳，我的家人和我都同意目前最好的辦法，就是用各種可行的武器攻打我腦中的黑色素瘤，即：放射線、免疫療法，還有之後可能會採取的標靶療法。

「如果妳接受全部的治療，就是使盡全力來解決問題了。」法拉赫提醫師帶著激勵人心的笑容對我說。

臨床試驗的白老鼠

三月下旬，我動完神經手術已經近兩個月，又做了好幾次的放療。終於，我離開了波士頓，重返位在維吉尼亞州的家。此刻我後腦杓的切口已經變成一條長長的疤痕，不過依然清晰可見，因為手術前剃短的頭髮，到現在還沒有長到原本的長度。

車庫陰暗的角落裡，我嶄新的白色單車孤零零地等著我，彷彿語帶責備地問我：「如果妳來日無多了，當初爲什麼還要把我帶到這裡？」我輕輕拍了拍它柔軟的白色車把，從我面對這項考驗以來，我第一次哭了起來。「我保證會再騎著你縱橫世界。」我輕聲對它許下承諾。

一天後，我信守承諾，騎上了腳踏車。我慢慢穿梭在附近的安靜街道，小心翼翼地控制行車方向，以防我才剛縫合和接受放射治療沒多久的腦袋，因爲摔車再度受到傷害。

我的醫師說，在開始其他治療

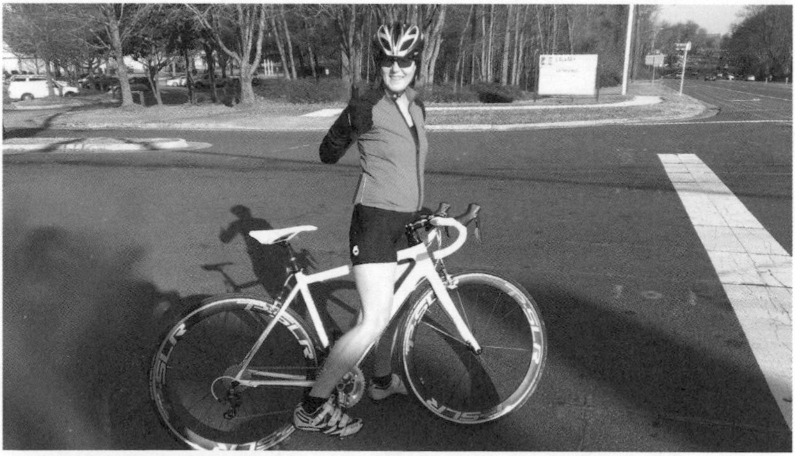

約略在動完大腦手術兩個月後，我試探性地在維吉尼亞州安嫩代爾郊區的街道上，自主性騎著單車訓練體能。

前，必須先在放療後休養個幾週。因此，三月底，我和米瑞克以及卡夏、我的姊妹瑪麗亞和她先生里夏德，一起到夏威夷大島度假，暫時拋開死亡對我們投下的陰影，爲彼此加油打氣。米瑞克、卡夏和我騎著自行車在熔岩形成的山脈上騎了三百多公里。我的視力沒有任何問題，大腦也一如往常運作，而且沒有出現任何不適的症狀。種種跡象都讓我士氣大振，覺得自己正在往更好的狀態邁進。正面樂觀的情緒溢滿我身上的每一顆細胞。我開始每天跑好幾公里的路，運動強度幾乎跟過去一模一樣。除此之外，我也會在開闊的海洋裡、在被列爲著名「熔岩人威可洛亞鐵人三項」泳程範圍的海域上，游個一小段。這場賽事沒多久就要在這裡舉辦了。我一時興起，甚至報名了五公里的熔岩原路跑，並獲得了我那個年齡組的第四名。

在過去兩個月的混亂中，夏威夷給了我們一個忘憂喘息的空間。只不過，在我內心深處，依舊一直惦念著法拉赫提醫師提出的建議。我想像著喬治城的免疫療法試驗會是什麼模樣，還有假如我們一回家，眞的收到這項計畫將我納爲受試者的消息，它又是否確實可以對我的病情有所幫助。萬一不行，下一步該怎麼做？我還能夠再繼續跑步、騎車和游泳嗎？我還能夠再見到這片美麗的土地嗎？我的家人呢？這趟旅程會變成他們記憶中，與我相處的最後一段快樂時光嗎？

在夏威夷的每一晚，我們五人都會仰躺在平房前的茂密草坪上，手牽著手，凝望著浩瀚、閃耀的星空好幾個小時。

我不想死。

我抬起腳，用大拇趾隔空輕觸天上的一點星光，然後又移向另一點，接著再另一點。就這樣，我對著這些星星許下一個又一個的願望。沒多久，我們五雙腳就這麼在這些星星間跳起舞來，我們的雙足輕巧地在浩瀚的天空下舞動，比劃著我們往返家鄉的路線。此時此刻，我們的心緊緊依偎在一起，誰也不願放開彼此的手。

四月初，我們從夏威夷回到家時，我打了通電話給人在喬治城醫學院的阿特金斯醫師。喬治城醫學院距離我們住的地方大約只有三十二公里。兩天後，米瑞克和我就與阿特金斯醫師碰了面。

阿特金斯醫師大略向我們說明這場即將進行的臨床試驗內容，該計畫的代號爲CA209—218，執行研究的地點共有六十六處，參與研究的受試者則有七百名居住在美國和加拿大的黑色素瘤腦瘤患者。他解釋，試驗期間，醫療人員每三週就會為我施打一劑混有兩款單株抗體藥物的針劑，都是免疫檢查點抑制劑，並以點滴形式同時流入靜脈，以增強我的免疫系統。醫學界認為，這些藥可以教導被癌細胞愚化且任憑癌症發展的失能T細胞，如何辨認、攻擊並（有望）殺掉侵犯人體的黑色素瘤細胞。

益伏注射劑（Yervoy，學名 ipilimumab）和保疾伏（OPDIVO，學名 nivolumab）原本都是用來治療末期黑色素瘤的藥物，分別在二〇一一年和二〇一四年獲得美國食品及藥物管理局的批准上市；接著在很短的時間內，它們就徹底變革了醫界對重症疾病的治療方式。阿特金斯醫師說，同時投予這兩款藥物的抗癌效果會比個別使用來得好，但這相對也會增加患者出現嚴重副作用的風險，包括劇烈的皮疹、甲狀腺問題和其他免疫反應等。再者，儘管醫界已經嘗試把這兩款藥物的組合，應用在轉移至腦部的黑色素瘤上，但目前的個案數並不多，結果也不太一致。

到目前為止，阿特金斯醫師分享的資訊中，只有少部分是我們非常熟悉的，其他多半都不太了解。他說，多年來，化療一直都是治療癌症的黃金準則，但它卻無法有效對抗黑色素瘤這種最具攻擊性的癌症。更重要的是，化療會盲目攻擊所有快速生長的細胞，包括健康的細胞——這會導致許多副作用，像是落髮、感染、神經病變、噁心、嘔吐和疲倦等。相形之下，免疫療法的藥物雖然不會直接狙擊癌細胞，卻能治療患者的免疫系統，使其有能力找出、並攻擊腫瘤細胞。因此，縱然免疫療法也可能造成嚴重的副作用，可是它擊退黑色素瘤的希望相對比較高。

然後，神奇的事發生了：阿特金斯醫師邀請我參加這場臨床試驗。這是一個天大的好消息，因爲臨床試驗能收治的患者名額有限。我忍不住露出微笑，在心裡想著：「我就要成爲受試者了，或者該說，成爲實驗中的一隻白老鼠。」

就在幾個小時前，米瑞克和我明白這次遇到了整場夢魘中的一堵高牆，當下能做的除了等待，別無他法。可是現在，突然之間，這堵高牆上的一道門敞開了。即便不曉得門的另一端有著什麼樣的未來等待著，但我們已經做好奔向那道門的準備。我們連聲感謝阿特金斯醫師，並勇敢迎向這份充滿未知的明天。

「它會對妳有所幫助的。」阿特金斯醫師跟我保證，「絕對會，我曾經見證過它的功效。」

他看起來是如此有自信且篤定，讓我們也對此深信不疑。

我總共要接受四次治療，每三週一次，從四月十六日開始——正好是兩週後。

不過在此之前，我還需要先完成一連串繁複的手續，包含去看牙醫，確認我沒有任何迫切的牙科問題；做一系列的血液檢查；最重要的是，我還要做另一次核磁共振造影，確認我腦袋裡除了那些接受過放射治療的腫瘤外，沒有再長出其他新的腫瘤。如果檢查發現我有任何新腫瘤，就不能參加這場臨床試驗，至少短時間內不可能。

阿特金斯醫師告訴我，這個試驗不適用於腦瘤發展活躍和未經治療的患者，但他並未深入說明這方面的定義。稍後我自行閱讀科學文獻時才發現，沒有發展活躍的腫瘤（即未經放射治療的腫瘤）是接受免疫療法的必備條件，因爲發展活躍的腦瘤若接受免疫療法，會產生嚴重的發炎反應，導致患者腦部嚴重腫脹，很可能致命。目前這項臨床試驗僅在初步階段，在尚不清楚發展活躍的腦瘤對免疫療法的反應爲何時，對任何一位腫瘤仍在生長的病人施行這項治療實在是太過冒險。

我們開車返家，心中充滿喜悅和希望。行經那座超市的建地時，我明白自己非常渴望看見它完工的樣子。我默默和自己的大腦做了一項協議，乞求它不要讓任何新的腫瘤長出來，這樣我才能得到參與那場免疫療法臨床試驗的門票——這是我活下去的最好機會，或許也是我的唯一機會。

「不要讓腫瘤出頭，不要讓腫瘤出頭，」我告訴它，「這是我們唯一的希望。」

鋌而走險

一週後，在試驗要開始的前幾天，我像一具屍體般一動也不動地躺著，準備接受我此生最重要的一場核磁共振造影掃描。我對它可能呈現的結果非常焦慮，很害怕我活下去的最後一線希望會被一把奪走。

翌日，我在工作時接到了一通電話。是阿特金斯醫師辦公室的護理師打來的。

「核磁共振造影的結果怎麼樣？有長出新的腫瘤嗎？一切都還好嗎？」

「嗯，一切都好。」她說，這語調不如我想像中那樣熱絡。「我們會在四月十六日碰面。」

我簡直開心到要飛上天。

我做了一個全身性的斷層掃描檢查，這是展開試驗前必做的檢查項目，結果顯示我的肺臟長了三顆小腫瘤。不過這一點並沒有讓我們感到驚慌，因爲黑色素瘤細胞常常會隨著血流侵犯其他器官，因此我們本來就預期轉移性黑色素瘤會在身體其他部位生成腫瘤。這些肺腫瘤的危險性比腦瘤低，也比較容易治療，所以這套免疫療法很可能也會一併殺滅它們；就算它們在治療的過程中，不幸出現腫脹的情況，對我造成的危害也不會像腦瘤發炎那樣嚴重，所以它們的存在並不會影響我參與這項臨床試驗的資格。得知這項消息讓我和米瑞克激動不已。

儘管如此，藍斯·阿姆斯壯的建言仍不斷浮現在我的腦海中。因此，我決定去聽聽其他專家對這次腦部最新核磁共振造影結果的看法。艾瑟醫師是我的首選，他是我在波士頓的放射腫瘤專科醫師，我發自內心喜歡他，覺得他很親切。我寄了一封電子郵件給他，提到我們最近到夏威夷旅行的事，也提到我即將加入這場臨床免疫療法試驗的消息，並詢問他是否願意幫我看看腦部核磁共振造影的最新結果。

他回信說，很高興我保有如此活躍的體能狀態。「我希望有更多病人的活動量可以達到妳日常活動量的十分之一。」他其後寫到，他認爲這項組合式藥物免疫療法「聽起來像是一個非常初始的計畫」。他很樂意幫我看看核磁共振造影，還有未來其他掃描影像的結果。得到了他的應允，我立刻透過聯邦快遞，將存有核磁共振造影影像的光碟送到他手上。

幾天後，四月十五日星期三，我一大早就到醫院報到做一項血液檢查，這是我參與試驗前要做的最後一項審核。假如一切就如我所想的那般順利，明天我就能注射第一劑的免疫療法針劑。

但是，清晨六點二十二分，我收到了艾瑟醫師的電子郵件。

嗨，麗普斯卡博士，妳今天有機會跟我通個電話嗎？我想要跟妳談談。

祝　一切安好

阿亞爾

這類電子郵件要說的通常都不是什麼好事。我走到醫院外打電話給他。外頭的櫻花樹梢上開滿了花，白色的雲朵在藍天纏捲、翻滾，一大清早的晨光正漸漸在草坪上投下長長的陰影。我的身體微微發抖，因爲戶外空氣的寒意，也因爲在內心蔓延的憂慮。

「麗普斯卡博士，我很遺憾，」他跟我說，「我看到妳腦中有新的腫瘤。雖然體積非常小，但在妳做免疫療法之前，應該先用放射療法處理它們。」

我無法相信他正在說的話。

「不，我不行，我不能等了！」我堅決地說，「我明天就就要注射第一劑免疫療法藥物了！我沒有時間進行放射治療——他們會把我從試驗的名單中剔除。阿特金斯醫師說我很好，他在這個掃描裡沒有看見任何問題。你確定我真的長了新的腫瘤嗎？」

「新出現的腫瘤體積非常小，判讀時很容易遺漏掉，但它們確實存在。」他說，「其中一顆還長在額葉皮質，很可能會危及妳的智能和認知能力，我想這一點妳再清楚不過了。麗普斯卡博士，妳真的應該在開始免疫療法前，先把它們治療好。」

「我不行！」我重複著剛剛說過的話，「他們會把我踢出這項計畫！」

接下來整整半小時，他都一直試著說服我先接受放射治療，並且不斷強調那顆長在額葉皮質的新生腫瘤是個大問題。在沒有接受放療的情況下，那一顆腫瘤幾乎百分之百會繼續長大，而我如果接受了免疫療法，它就極可能會發炎，導致我的大腦失控地腫脹，並且很快就會嚴重損害我心智所有最高階的功能，諸如思考力、記憶力、情緒表達力、語言理解力等等。簡而言之，就是它會奪走一切使我之所以被稱之爲人類的能力。更甚者，假如它導致大腦腫脹的狀況太嚴重，我還會因此喪命。

「你說的當然有可能發生，但是也有另一種可能性，就是所有的腫瘤說不定都會被免疫療法的藥物殲滅，對吧？難道你不這麼認爲嗎，艾瑟醫師？」我問。

「也許吧。」他回道，然後再次跟我表達他深深的遺憾。我跟他道謝後便結束了這通電話。

我盯著螢幕轉黑的手機。

媽的，我死定了。

不論選擇哪一個方案，我都死定了。如果我告訴喬治城醫學院的任何一個人，表示艾瑟醫師在掃描結果裡發現的事實，他們一定會拒絕幫我注射免疫療法藥物，那可是我活命的唯一機會。但是，如果我不告訴他們，這些新生腫瘤對免疫療法的反應也很可能會殺了我。

我該怎麼辦？

阿特金斯醫師的報告指出，我的大腦沒有長出新的腫瘤，而且他的護理師告訴我，掃描的結果很正常。他們准許我接受這項治療！是阿特金斯醫師誤判核磁共振造影的影像嗎？放射學是一門近乎藝術的精準科學，有可能他眞的沒有看到它們。艾瑟醫師確實有說它們的體積非常小。

或者，說不定是艾瑟醫師錯了。或許他看到的那些並不是腫瘤，而是其他東西？比方說，是我放療後產生的傷疤，或是影像訊號的干擾波？

我不知道。

我可以延後這項治療。我可以如艾瑟醫師所堅持的那樣，對新腫瘤進行放療，然後依照這個臨床試驗的規定，在放療後等個兩週，再去做另一次的掃描。如果那次的結果顯示我的大腦裡沒有任何新生腫瘤，或許到時候我就可以開始接受免疫療法——前提是那時這試驗還有名額可以讓我參加。可是，如果新腫瘤又不斷冒出，這就會變成一個永無止盡的循環：我會在掃描結果裡發現新腫瘤後，接受放射治療；然後又在新的掃描報告中發現另一顆新腫瘤，並再接受另一次放射治療……如此不斷周而復始。坦白說，我不可能一直用放射線治療每一顆新長出來的腦瘤，因為這樣我的大腦根本受不了。到了那個地步，我一定也會徹底被這個臨床試驗拒於門外。這項臨床試驗招募受試者的時間表非常緊迫，而且肯定還有許多渴望進入這個試驗的人，想要取代我的位置。

這是我的唯一機會。

我應該明天就開始這項試驗。

我該怎麼辦？

天空是如此地藍，今天是多麼燦爛的一天啊。

不，沒有問題，我要接受這項治療。這是我唯一的希望。

我不打算跟任何人提起新腫瘤的隻字片語。我不會把艾瑟醫師的話告訴阿特金斯醫師，也不會告訴米瑞克、卡夏、維特克或我的姊妹。我是自己做出這個決定，我是為了自己。沒有任何事情可以阻擋我參與這項臨床試驗的決心。我寧願鋌而走險，也不願意坐以待斃。

那天晚上在家裡，我完全沒有跟米瑞克提起這件事。卡夏打電話來時，我平靜地告訴她，我很期待明天的到來。我既沒有跟她說自己面臨的兩難，也沒有跟她說我做出的選擇。

第二天早上，我大步走進醫院。和米瑞克一起前往輸液室時，一路上我都策略性地保持沉默。輸液室是一間大房間，裡頭有許多用布簾隔起來的單人小隔間。報到後，我坐在分配給自己的小隔間裡，阿特金斯醫師和他的幾位隨行護理師面帶微笑地進來並親切問候我。

「妳準備好了嗎？」他問。

這是我終止一切的最後機會。

「所以一切都準備好了，對嗎？」我問。

「是的。」他說。

「進行這項療法期間，你還會幫我的大腦做其他掃描，看看有沒有任何新生腫瘤嗎？」

「不會，三個月後整個療程結束，我們才會做另一次的掃描。」他說，「這個療法會對妳有所幫助的。」

我看著他離去的身影，頓時覺得自己好像一名在黑夜中，準備從飛機上跳下的傘兵。

我一躍而下，希望到時候我的降落傘會順利打開。

我坐在一張躺椅上，護理師在我的手臂上扎了一針，讓藥物開始透過靜脈輸液流進我的血液裡。

我把頭靠在椅背上，閉上雙眼。

說不定這個治療會殺了我。但是，如果沒接受這個治療我必死無疑。況且，阿特金斯醫師認爲它一定會對我有所幫助。此刻我對這套免疫療法的信任，甚至超越了對阿特金斯醫師的信任。

我會活下去，我告訴自己，**我一定會活下去。**

寧靜的假象

開車回家的路上，我跟米瑞克說了自己的祕密。「昨天艾瑟醫師發現我的大腦裡長出了三顆新的腫瘤，但我沒有跟阿特金斯醫師說，因爲沒有任何事能阻止我參與這項試驗。」我說。

米瑞克的臉上沒什麼笑容，但他點點頭表示同意。

「我了解。」他說。

之後，我打給了卡夏，把這件事也告訴她。出乎我意料的是，她竟然跟米瑞克一樣同意我的決定。

「勇敢的媽媽。」她用波蘭語這樣跟我說。

幾天後，我和卡夏與艾瑟醫師開了一場電話會議。他反覆強調，在我腦袋裡長了三顆新腫瘤的情況下，持續接受免疫療法是非常危險且致命的舉動。在我告訴他，治療的三個月內都不會再做任何腦部掃描時，他變得更加憂心忡忡。不過，我和卡夏還是堅守我原本的決定。我們耐著性子聽著艾瑟醫師的叮囑，但我們真的不想再聽到他對此事的憂慮。然而，我不知道的是，在我們結束那通電話後，艾瑟醫師竟然還到我姊妹瑪麗亞位在布萊根醫院的辦公室，表示他很擔心我的狀況。聽完他的話，瑪麗亞知道我已經鐵了心要這麼做，所以一直到我完成整個療程又過了一段時間之後，她才跟我提起這件事。在此之前，她都不斷默默在心裡說服自己要支持我的決定。

在我接受第一次免疫治療的三週後，五月五日，我又前往醫院接受第二次的治療。米瑞克和我很早就起床，好驅車前往喬治城醫院，想要在這座老舊、狹窄建築的地下停車場裡找到一格珍貴的停車位。我們穿過隆巴迪癌症中心如迷宮般的迴廊，經過一幅教宗的肖像，它是醫院職員指引我們方向時用的一個路標。（他們會說：「要去輸液室的話，請沿著教宗的肖像直直走；如果要去核磁共振造影室，就請在看到教宗時向右轉。」）

一如往常，隆巴迪癌症中心的等候室裡擠滿了病人，有些人因化療掉光了頭髮，有些人坐著輪椅，還有些人拄著拐杖一跛一跛地前進。不過，絕大多數的人看起來都很健康，跟正常人沒什麼兩樣。醫療人員抽了我的血，讓我們在一旁靜候實驗室的檢測結果。幾小時後，我們和醫師會診，他會評估這些血液檢測結果，決定我那天的狀態是否可以接受第二次的治療。這種感覺就像是在等待樂透開獎，看看自己有沒有幸運得獎。跟過去一樣，我被可能遭到拒絕的念頭搞得心煩意亂，擔心血液結果出現異常，或者是被醫師發現什麼其他潛伏的危險因素。

所幸，我擔心的一切都沒有發生。我強健的身體和樂觀的態度擊退了所有負面的可能性，讓我成功拿到了接受第二次治療的門票。現在，這場爲期十二週的臨床試驗已經讓我走到一半，而且目前爲止我覺得一切都很好。每次藥物隨著靜脈輸液進入我的血液之中，我都會想像免疫系統裡全新勇猛的 T 細胞，引領著我的免疫大軍主動出擊，驅除體內每一顆黑色素瘤細胞的畫面。我一定會讓這件事成眞！我一定會把所有的癌細胞殺死！它們「非死不可」。

我渾身充滿希望和能量。幾乎每一天，我都會跑或走幾公里路。幾乎每一天，我都會去上班，並順利完成我所有工作。藉由我全身上下每一根骨頭，和我大腦裡每一個神經元的表現，我相信自己的病情正在好轉。

可是，就在不久之後，這一切全將變調。

當時我根本不曉得，此刻只不過是暴風雨前的寧靜。

第四章

大腦脫序演出

我想告訴她，我有多麼以她為傲，
多麼高興看到她如此美麗，一如過去我曾多次對她說的那樣。
然而，從我口中吐出的卻不是這些……

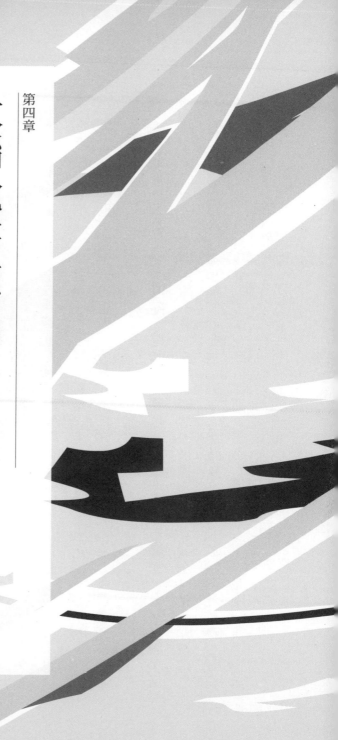

接受第二次治療後的某個時間點，我的身體開始出現了劇烈的反應。

自從接受第一次治療，我的免疫系統就一直因爲這些藥物處在高度警戒狀態，偵測出我體內各處的危險分子。現在，接受第二次治療之後，我的免疫系統除了會攻擊大腦裡的腫瘤，也開始攻擊全身的健康組織。這個自體免疫反應造成我身體多處出現發炎反應，包括皮膚、甲狀腺和腦下垂體（它是位在大腦最內層的微小結構，能控制身體其他腺體〈如腎上腺〉的荷爾蒙分泌狀況）。沒多久，我的甲狀腺就罷工了，不得不服用甲狀腺激素補充劑；爲了遏止我的皮疹，也開始服用「強體松」這種腎上腺皮質類固醇，並用它來充當我的天然類固醇。因爲我的腎上腺也已停止生成激素，造成我出現嚴重疲倦、肌肉無力和體重減輕等狀況。

皮膚的問題最令我困擾。從頭皮到雙腳，尤其是背部和臀部，全都布滿了又紅又癢的疹子。我癢到睡不著，總是不斷想去搔抓。儘管在我全身塗滿類固醇乳霜，好讓皮膚鎮靜並稍微幫我止癢一陣子，但沒多久，那種奇癢無比的感覺便又會爬滿全身。後來我發現，站在淋浴間裡，任溫水澆淋在身上，是唯一可以有效舒緩這種不適感的方法。

除此之外，還有另一項免疫療法帶來的副作用令我無法忽視。

「我眞的需要好好處理手臂的問題，」我跟米瑞克說，「你看它有多腫，讓我很不舒服。」

六年前摘除左胸時，我左手臂下方的所有淋巴結就幾乎都被拿掉了。少了這些淋巴結，我體內的淋巴液就無法順利流通，進而堆積在手臂組織裡，造成腫脹，這種情況就是所謂的淋巴水腫。這條腫脹的手臂不時提醒著我：我並非是個百分之百健康的人。過去幾年來，我一直忽視這個事實，並不斷容忍左臂這股不適和腫脹感。可是此刻，免疫療法顯然加重了淋巴水腫的程度。縱然我先前就知道這是可能發生的副作用，也認爲這是接受治療時的一段良性過程（因爲我說不定會因此撿回一命），但它眞的讓我痛到不行，實在無法再坐視不管了。

我打了通電話到附近伊諾瓦費爾法克斯醫院的物理治療部櫃檯，想預約看診時間。櫃檯人員說，這幾週的預約都額滿了，要等到六月中旬才有名額。聽到還要這麼久才能看診，我又驚訝又沮喪，卻也只能盡力說服自己時光飛逝，一晃眼就到了。但是，我的左臂眞的好痛。

我決定不要讓自己的思緒再被脹痛的手臂左右，所以自己安排了一趟小旅行，打算去紐哈芬拜訪女兒一家人。距我們上次相聚已經過了一個月，我很想看看他們，盡可能多花點時間跟他們在一起。何況，現在的我確實還有時間可以揮霍。我的第三次治療是在五月二十六日，接受治療的第二天，我就坐上開往北方的火車。

浮躁的火車之行

五月二十七日，天氣開始變得炎熱、潮濕。再過沒多久，酷暑就要籠罩整個大西洋中部。我的左臂又腫又痛，身上的皮疹也癢得令我抓狂。不過只要一想到馬上就可以見到女兒、女婿和孫子，滿心的喜悅讓我比較感受不到身體的不適。這些日子以來，我從沒想過要取消這趟旅行。

中午，米瑞克送我到位在華盛頓哥倫比亞特區中心的聯合車站，我提著一只小行李箱，裡頭裝了簡便行囊，搭上美鐵前往紐哈芬。爬上火車後，我走向靜音車廂，這節車廂禁止講電話和大聲交談。我找了一個整排都沒坐人的靠窗座位，舒服地窩在柔軟的椅子裡，再從包包拿出一本書，靜靜享受這個獨處的時刻。

火車轟隆隆地慢慢駛過馬里蘭州，接著是紐澤西州。然後，火車突然在一處不知名的地方緩緩停了下來。從窗戶望去，只見一大片空曠的田野。眼前除了無邊無際的青綠牧地和幾株點綴其間的樹木，周邊沒有任何車站，也沒有任何房子。

過了一會兒，火車上的照明和空調系統都停止了，整列車的電力系統通通暫停了運作。

所有人在一片靜默中等待。不久前我才因爲車廂裡的這股靜默心懷感激，但此刻我卻有了全然不同的感受；這無來由的靜默，讓我心煩意亂。

我將腫脹的手臂放到狹窄的窗臺上。但因爲窗臺過高，這姿勢反而讓我更加不舒服。話雖如此，扶手的高度太低，同樣無法讓我比較舒服。我的手臂疼痛難耐，腫脹不堪。我看著手指和手掌肥肥軟軟的樣子，好像隨時會爆開。

為什麼我不早點打電話給治療師？

我試著把注意力放在書本，並耐住性子盡量讓自己放鬆，但徒勞無功。左臂的不適感仍持續向我襲來，火車也遲遲沒有任何動作，時間一分一秒過去，我們依舊停在原地。沒有任何廣播，車廂裡的人看起來都不曉得發生了什麼事。最後，至少過了半小時，喇叭才傳來一陣劈啪聲響。

「軌道上出了點狀況，有棵樹倒了。」一個聲音宣布這個消息，「我們需要等待修繕人員到現場，把樹從軌道上移開後，才能繼續前進。」

又過了一段時間，眼前仍然毫無動靜。車廂裡很熱，我口乾舌燥，覺得自己的皮膚就像是著了火一般。除了手臂上隨著脈搏一陣陣傳來的抽痛感，頭也痛了起來——不是很嚴重，但還是讓我整顆腦袋隱隱作痛。

兩個小時過去，火車終於又開始移動，不過，前進的速度卻大不如前；這車速慢到讓我難以忍受，好像根本沒什麼前進。

我怒氣沖沖地走到車廂間的通道，打電話給卡夏，憤怒地向她大吐苦水。「不可思議！美鐵眞是爛到不行！」我用波蘭語說，「他們怎麼能讓乘客枯等，還不立刻告知發生了什麼事，放任大家在沒有水和食物的情況下自生自滅？簡直是沒有責任感到了極點！」

卡夏耐心地聽著我說話，並表示想趕快見到我。她的聲音是多麼撫慰人心，不須多做什麼，就讓我浮躁的心情平靜了下來。

一般來說，只要五小時就可以抵達紐哈芬，但是那天我足足坐了七個小時才到。火車到站時，我大聲地向身邊每一個人表達心中的不悅。「就算是五個小時也太久了！」我說，不管有沒有人反對我的看法。「我們國家的基礎建設實在是差到讓人覺得可憐。在歐洲，這段路只要花一點時間就到了。」我又累又熱，隱約的頭痛也沒有退散。

我在車站叫了一輛計程車，不到十五分鐘，它就把我載到卡夏和傑克的家。走到前門時，盧西恩和塞巴斯蒂安興高采烈地撲向我，力量大到差點將我撲倒。「外婆！外婆！」他們齊聲用波蘭語尖聲叫著我。

「我愛你們！超愛你們！我好想你們唷！」我親親他們沾著番茄醬的臉龐，把他們抱個滿懷，不想放手。

卡夏從廚房跑出來跟我打招呼。「媽媽！」她大喊，「妳來了！我好開心！」她親了親我，我用盡全力緊緊擁著她。我想要感受卡夏的溫暖，讓她知道我很想她，而且非常開心可以跟她在一起。轉眼之間，她就從美麗的小女孩，變成亮麗、成熟的女人，慧黠又盡心盡力地投入在她的家庭和充滿挑戰性的工作上。我想告訴她，我有多麼以她爲傲，多麼高興看到她如此美麗，又擁有這樣的成就，一如過去我曾多次對她說的那樣。

然而，從我口中吐出的卻不是這些。

「美鐵眞是爛爆了！」這才是從我嘴巴裡蹦出的第一句話。

卡夏看起來嚇了一跳。

「我無法告訴妳，我到底坐了多久的火車才到這裡，」我鏗鏘有力地說，「總之，我絕對、再也不坐火車了！」

「媽，先進屋裡坐。休息一下，然後……」

「讓大家在火車上待那麼久是不負責任的行爲。眞是糟透了。」

我發現她盯著我看，懇求我別再把這件事放在心上，但我無意這樣做。我被無禮地對待，我想要她跟我一起同仇敵愾。「沒有任何藉口，」我繼續說，「在這個富裕又技術先進的國家，火車竟然爛成這樣，簡直是國恥！在歐洲，火車跑得快多了。妳能相信我在火車上待了多久嗎？」

塞巴斯蒂安和盧西恩用力拉著我的手，想要帶我去玩遊戲。但是我想要兩個男孩也了解我剛剛碰到了什麼樣的事，這是個糟糕透頂的經驗。

「美鐵眞是爛爆了！」我又把這句話說了一遍，然後又重複了一次。盧西恩和塞巴斯蒂安對我激動的長篇大論興致缺缺，沒多久就一溜煙地跑到他們自己的房間，繼續他們剛剛玩的瘋狂遊戲，尖叫聲和笑聲不斷從房裡傳出。

「好啦！媽，別再說火車的事了。」卡夏打斷我喋喋不休的抱怨，「現在妳已經到這裡了。我能做些什麼讓妳比較舒服嗎？妳要不要躺下來休息一下？」

別再說？我心想。**我還有一大堆苦水沒吐完哩！**

「那班火車糟透了……」

「我們來說點別的事情吧！」她柔聲道。

「爲什麼我不能表達自己的意見？」我激動地回她。

卡夏設法不再搭理我爆發的情緒。她走向男孩的房間看了看，然後就開始準備我們的晚餐。但我就是放不下心中的怒火。卡夏讓我不開心，男孩們讓我不開心，所有事情都讓我不開心。頃刻之間，我覺得自己好累、好累，而且，頭痛還是一直糾纏著我。

異常舉止顯而易見

我按照計畫，在紐哈芬待了兩天。不過，不論是對我或是家人來說，這兩天的發展都不如預期。

我無法停止抱怨這趟火車之行。我跟卡夏和傑克抱怨這件事，而且當他們的朋友來訪，跟我打招呼、祝福我早日康復之際，我也叨念著這件事。他們禮貌地聽著我的話，但我可以從表情看出，他們一定在想：**為什麼妳要告訴我們這件事？這件事有什麼大不了的嗎？**

這當然是件大事。一件超級大的事。如果他們不能明白，肯定是他們有什麼問題。

美鐵真是爛爆了！這句話就像副歌的歌詞一般，縈繞在我的腦海中，猶如一列繞著封閉軌道不斷奔馳的玩具火車。**美鐵真是爛爆了！**同時，我也對著每個願意聽我說話的人，一次又一次地大聲說著這句話。

不只美鐵引發我的怒火，中午比預定時間晚五分鐘開飯，也讓我怒火中燒，就連男孩們的吵鬧我都無法忍受。我發現家人的所做所爲全都讓我很厭煩，我也照實跟他們說了自己的感受。

在拜訪他們的第二天下午，塞巴斯蒂安到處跑來跑去，大聲笑鬧，然後一頭撞到我身上。此舉讓我大爲光火。「安靜！」我告訴他。「立刻停止！立刻！」

他看起來好像快要哭了。「妳好凶！」他說。

「噢，拜託！你不能這麼脆弱！難道你不能接受其他人對你的指教嗎？太誇張了！」

他的眼淚掉了下來，然後哭著跑出房間。卡夏從廚房走了進來。

「說眞的，媽，」她說，「妳確實很凶。這不像妳。」

我不敢相信我聽到的。

她是在幫他說話？我很凶？**她是認眞的嗎？**

我轉身離去，不想再和他們任何一人說話。我走進客房，關上房門。

為什麼卡夏要跟我爭論這件事？當我躺在昏暗的臥室，舒緩腫脹的手臂時，心裡不禁納悶。

我值得更好的對待。

我並不是唯一對這次探訪歷程滿腹疑惑的人。再過一陣子，我就會知道，在這個春末的午後，我把自己關在樓上客房的同時，身在樓下廚房的卡夏和傑克也正在談論我的事，只是音量非常輕，所以我沒聽到說話的聲音。他們倆都對我厲聲訓斥塞巴斯蒂安的行爲感到驚訝，因爲我總是非常寵愛他。雖然我絕對會表達自己的意見，但總是以溫暖、親切的方式對待家人。現在他們發現，我的態度變得冷漠又焦躁，加上我對火車的執念也十分令人困惑。他們實在想不透到底發生了什麼事。

卡夏認為，我之所以會有這樣的舉動，一定是因為對實驗性治療的焦慮，還有面對死亡的恐懼所造成。她推測我可能很憂鬱。但傑克不太認同卡夏的推論。他提到我曾跟他們談論過死亡的話題，但我總是敞開心胸、毫不遮掩地分享內心的恐懼和情緒。不過，此刻這種感覺已不復見，這一點他倆倒是都認同。

或許對他們而言，我的異常舉止顯而易見，但我自己卻看不到自身行為的不尋常，也看不見它所造成的混亂和痛苦。在樓上客房，我沉浸在自己的世界裡，滿腦子想著他們如何粗魯對待我，還有美國鐵路系統的嚴重無能。

他們到底是怎麼回事？卡夏不再像以往那樣溫暖貼心了。男孩們也太吵了——他們被寵壞了。美鐵真是爛爆了！

頭痛又重新找上門。這該死的大熱天。

相較於皮膚搔癢和免疫療法的其他副作用，我腦袋裡的這股疼痛就像是個微不足道的小麻煩。只是，為了保險起見，我昨天還是打了通電話給喬治城的護理師。我告訴她，我有斷斷續續的輕微頭痛。根據我的描述，我們都認為它應該不是什麼大問題，但她還是請我多加留意。這當然不是那種很嚴重，或突然會讓我、卡夏和醫師警鈴大響的頭痛。況且，我心想，過去還經歷過更爲艱難的處境——所以，我完全沒有把它看做一項警訊。

大腦造成的大混亂

我自己沒有意識到這一點，身邊也沒有任何人察覺到，但在我的腦袋深處已經爆發了一場全面性的戰爭。大腦裡經放射線處理過的腫瘤，正在漸漸凋零成死細胞，並產生一些廢物和壞死組織。就跟艾瑟醫師在我參與這項臨床試驗前不久發現的那三顆新腫瘤一樣，這些舊腫瘤也會受到免疫療法的攻擊。在我戰力提升的T細胞攻擊下，從一月到四月間發現的六顆腫瘤都受到致命的傷害，讓這些腫瘤中的癌細胞都變成了微小的屍體。可是，想要把這些癌細胞的屍體透過血液和淋巴系統從腦袋裡移除，必須先將它們分解得更小。因此，此刻我整顆大腦的組織，正因爲放療和免疫療法的雙重夾擊，加上轉移癌細胞屍體的任務而出現激烈反應和腫脹。更重要的是，正常情況下，我的血腦障壁會防止在體內循環的毒素和其他物質進入大腦。但現在因爲免疫療法的關係，這項功能受到干擾，開始讓體內循環的液體透過小血管和微血管滲漏進入大腦。這些液體就這麼蓄積在腦袋裡，刺激著腦組織並導致腫脹，這種情況即所謂的「血管源性腦水腫」。

這一切對大腦造成的大混亂，就如同我的行爲對家人造成的一樣。雖然先前我就知道爲了活下去，可能需要付出極大的代價，卻不曉得它將有多大。我的大腦——尤其是額葉，儼然成了一個超級大戰場（這也就是艾瑟醫師之前特別擔心的部分，因爲額葉掌控了較高等的認知能力）。

現在我的生命正處於令人憂心的危險之中。由於頭顱是由硬骨組成，所以毫無彈性可言；換句話說，它不可能藉由向外擴張，釋放大腦的壓力。一旦大腦腫脹，唯一能擴張的地方就只有一個：枕骨大孔，它位在顱骨的基底，腦幹就是從該處進入脊髓。大腦裡最原始的部分就是腦幹，它掌管了人體最基本的功能，包括呼吸、心跳和血壓等。萬一腦幹因爲大腦腫脹受到擠壓，或是因其他原因受到傷害，此人就可能出現心肺驟停（停止心跳和呼吸）並死亡。

如果那時候，我可以察覺到自己的額葉遭到攻擊，而且影響了個性，或許我就會發現自己跟費尼斯．蓋吉這個著名個案的相似之處。

費尼斯·蓋吉是名鐵路工人，在十九世紀中歷經一場可怕的意外事故，此後他悲劇性的人生就成了大腦研究領域上的一個重大轉捩點。事發當時，蓋吉正用一根長鐵棍，猛力將火藥粉塞進一塊巨石裡，卻一不小心引爆了火藥。巨大的爆破力瞬間讓鐵棍如標槍般，貫穿了他的頭部。這根鐵棍從他的左頰穿入，經過左腦，削去他大半的額葉，最後從顱骨上方穿出，掉落在距離蓋吉所站之處二十五公尺遠的地上。不可思議的是，這名二十五歲的年輕人活下來了。他帶著頭上巨大的洞，還有產生巨大變化的性格，又活了十一個年頭。這名曾經討人喜愛的小夥子，開始出口成「髒」，無法完成工作上最基本的任務，變得唯我獨尊，不顧任何人的感受。後來，他如此負面的行為轉變讓他丟了工作，開始過著漂泊的生活，最終他在一連串的抽搐中死去，而誰也不曉得死因跟他毀滅性的腦傷有無關聯。

蓋吉的不幸說明了一件事：額葉和我們的心智之間有某種重要的連結——雖然當時的人並未馬上從中了解到這一點。當代的科學家推論，蓋吉在意外中被破壞的大腦部位是負責掌管性格的腦區；但現在我們知道，真相其實更為複雜。雖然科學家曾一度這麼認為，但情緒（構成我們性格的基礎）並非是由單一腦區掌管，而是由分布在整個大腦裡的一套複雜網絡所操控。這部分現在仍尚未完全破解。

不過，顯然額葉和性格呈現的樣貌有著錯縱複雜的連結。額葉受損的人——不論是因頭部受創，如蓋吉；因癌症破壞，如我；或是因神經退化性疾病，如阿茲海默症患者——往往會出現顯著的性格變化。在某些情況下，這些改變確實很奇怪，例如患者抑制不合宜舉止的能力會明顯降低，幾乎不會正確評價或是不在乎自己的行爲會造成什麼樣的後果。更極端的例子可能還會頻繁地大聲口出穢言，或是從事不恰當的性行爲。

絕大多數的精神疾病——舉凡阿茲海默症、思覺失調症、雙相情緒障礙和憂鬱症——多多少少都會造成患者在情緒方面的某些改變，從而影響到他／她的性格。不僅如此，無論是什麼時候，若是某人的性格大變，特別是在相對短的時間之內，可能也要歸咎於前額葉出了問題，比方說該處長了腫瘤，或是受到傷害。

就如我的頭痛，性格的轉變暗示著大腦正發生了什麼大事。因爲顱骨裡腫脹的大腦，就像被擠壓在罐裡的果醬，亟欲找到釋放壓力的出口。所以，我的額葉皮質根本無法執行它的督導功能，告訴我行動前必須三思而後行。就某種意義上來說，大腦的這個重要部位回歸到一個比較早期的狀態，其運作模式就跟還沒學習該如何行使自制力，或駕馭微妙社交場合的小朋友差不多。

我完全不曉得這件事正在我的腦袋裡進行。就算我有注意到任何不對勁的地方，也僅是歸咎於煩躁的情緒——因爲天氣太熱、因爲旅途勞累、因爲孫子的吵鬧和活潑好動。此刻我最想要做的就是：回到自己家，重拾日常，這比跟他們在一起清淨多了。我渴望寧靜、我想念米瑞克，而且等不及要回家與他相聚。

說不出眞心話

就在我對塞巴斯蒂安大動肝火的隔天，五月二十九日，我離開了紐哈芬。我的女兒和孫子送我到火車站。與他們吻別時，我知道自己之後會想念他們，但另一方面卻也熱切地想要回家。

回程的路上一切平安，米瑞克和我相約在聯合車站碰面。遠遠地，毫不費力地就看到他的車，一台綠色的福斯 Passat 房車，車頂裝配了一座行李架，擺放我們的單車。

我一下火車，他就笑容滿面迎來。「好開心見到妳，」他說著並傾身吻我，「我好想妳。」

我沒有回吻。「我好累，」我語氣不佳地說，「我想回家。」

他疑惑地看著我，神情有點受傷。「有發生什麼不好的事嗎？」他問。「我很肯定妳在那裡度過了一段美好的時光，不是嗎？」

「爲什麼你要現在問我這些問題？我累了！」

他閉口讓步，但我仍咄咄逼人。「你總是問東問西，」我不滿地說，「你到底有什麼毛病？」

他的雙眸閃閃發光。那是淚光嗎？我才不在乎。

之後，米瑞克沒再多說什麼。我們開車返家，全程沒人再開口說一句話。

第五章

性格大變，心智走樣

隨著腦袋裡的混戰越演越烈，
我失常的大腦認定大家正在密謀暗算我，尤其是我的家人。
我正在轉變成我最糟糕的模樣……

隨著六月的到來，生活也回到我所謂的正軌：即便我仍必須永無止境地與醫師會診、討論治療狀況，但我重新投入工作。在辦公室，我發現職員的一些小缺失讓我很心煩。過去面對這種情況時，我通常都會睜一隻眼閉一隻眼，但現在我沒辦法這麼做，開始常常對他們挑三揀四。

我當然曉得真正讓自己心神不寧的是什麼事，我告訴自己，**是這具讓我身心俱疲的殘病身體。我受夠了皮疹、腫脹的手臂。我受夠了這一切。**還有，頭痛仍斷斷續續地折磨著我。

先前因爲淋巴水腫，我預約了物理治療。現在，好不容易終於等到看診的日子，我卻一點都不想去。儘管手臂依舊不適，可是我厭惡這種到另一間醫院報到，接受另一項治療的生活。因爲，每每到醫院接受各種醫療處置，總會無情地提醒著——我是名病人。尤其在此刻，這趟會診更是讓我心煩意亂。這段期間我是多麼積極努力地抗癌，現在接受的新穎治療，一定會治好我的黑色素瘤。絕對會，我就是這麼肯定。

再怎麼說，我也是信守承諾的人。最後一刻取消預約不符合我做事的原則，所以我還是依約準備前往醫院。從我家過去的路程不遠，開一小段鄉間道路就到了；看完診之後，我就直接去上班。

我對當地的這間醫院再熟悉不過。過去三十年間，我曾經來這裡好幾次，米瑞克、維特克和我都曾因不同的理由在這裡動過幾次小手術。可是今天，當我駛進醫院的停車場入口時，卻突然搞不清楚自己是不是來對地方。

眼前的一切看起來都好陌生。我不記得這座停車場的格局是這樣。

他們改變停車場的格局了嗎？

我開進一座有好幾層樓的大型立體停車場。一樓沒車位，所以我繼續往上開。我開著車往上再往上，沿著看似永無止盡的環形車道，不斷一圈圈地開向更高的樓層——可是，我還是找不到車位。

然後，我開到最頂端的露天停車場，猛然閃現的耀眼陽光讓我一度有些眼花。「停在這大太陽下，回來的時候車子一定熱到受不了。」停車時，我這樣對自己說。

我踏著樓梯一層、一層往下走，一路走到一樓。但就在我走到那裡時，卻發現自己找不到醫院的入口。

難道入口的位置也變了嗎？

我在停車場徘徊了一下，終於找到了醫院的正門。但是就在踏入醫院的瞬間，我發現自己彷彿闖入一座由多條長廊構成的迷宮；每條長廊都四通八達，兩側還排列著好幾扇敞開的房門，等著知道它們是什麼地方的人進入其中。

我再次迷失了方向。**他們把這個地方的所有格局都改變了嗎？**

我開始怒火中燒。「爲什麼我非要來這裡不可？眞是愚蠢至極。」我咕噥道，「物理治療的診間在哪裡？爲什麼他們不能讓病人輕輕鬆鬆就找到要去的地方？」

我跟好多人問路，但不管他們多麼盡力地爲我指路，我還是找不到物理治療部。

我真是不敢相信，他們怎麼會這樣對我！我是病人！他們怎麼能讓病人經歷這樣的事？

終於，我誤打誤撞地走到物理治療部的櫃檯前，當下整個人怒氣騰騰。

完成報到手續後，我在等候區的一個空位坐了下來——但找到診間的放鬆感很快就煙消雲散。對面的沙發上，有個小男孩又哭又咳，吵著要爸爸帶他離開。

我惱怒地盯著那孩子看。**他們為何要讓生病的孩子進來這裡？我已經很不舒服了，根本受不了跟他這樣的人共處一室！**

小男孩的哭鬧不休，讓我心中的怒火越燒越旺。

物理治療不是專看成人的嗎？生病的孩子應該要去其他門診才對。他們應該被隔離！他會把病傳染給我！

我討厭這個小男孩。我討厭他的父親。我討厭這個地方。

這種折磨持續了一段很長的時間，一位穿著醫院工作服的女士才走進等候區，叫了我的名字。「我是泰瑞莎，」她面露微笑，「妳好。」

僵硬又不老實的笑容。真是不誠懇。她想要搞什麼鬼？我可要好好注意她。

她帶我進到一間檢查室，請我坐下，然後開始檢查我的手臂。

「淋巴水腫的狀況非常嚴重，」她說，「妳拖太久了，這個腫脹可能會消不掉。等等我會告訴妳該怎樣處置，讓它的狀況不會變得更糟，不過妳必須要非常謹慎地照著我說的做。不然可能會危害整體健康狀態，因爲妳的手臂很容易發生感染。」

她為什麼要一直念個不停？這裡真是乏味、無聊又糟糕透頂的地方。

我開始思忖今天晚餐要吃些什麼。**米瑞克有在生鮮店買鮭魚嗎？我猜他一定忘了。他總是忘記我拜託他做的每一件事。他怎麼能……**

泰瑞莎的聲音瞬間打斷我的思緒。「讓我示範該怎麼用這條繃帶包紮手臂。」她說，「接下來一、兩個月，妳都要綁著這條繃帶。這件事非常重要，妳明白嗎？」

現在幾點了？我該回家了。特別是在米瑞克有可能忘了採買食材的情況下。我必須趕快去張羅晚餐。

她看著我。「妳**眞的**需要這樣做。」她堅定地說。

我假裝仔細聽她說話。

「綁完繃帶之後，要用一個像這樣的壓力袖套。」她邊說邊拿出一條細長、肉色的袖套，可以將手臂一路從指關節包覆到腋窩。「妳晚上還要穿上另一種袖套，確保手臂保持在受壓狀態，避免淋巴液又匯集到那裡。」

我瞥了那條袖套一眼。看起來又醜又蠢。

「妳在開玩笑嗎？」我嘲弄地說，「妳眞的期望我穿上那個滑稽的東西？它看起來就像是中世紀的酷刑刑具。」

她沒有回話。

她以為她是誰，敢坐在那裡大放厥詞？「我是身負重任的職業婦女，」我繼續說，「怎麼可能會讓我自己穿上這些滑稽可笑的繃帶和袖套？它們或許很適合某些整天坐在家裡的人，但不適合我。我在一個莊嚴的地方工作。我是一個大型部門的主任。妳一定有其他比那些東西更好的辦法。」

她還是盯著我看，沒有說話。

我比她還要了解該怎麼做。「妳何不幫我的手臂按摩一下，讓我們一起搞定它？」我提議。

「按摩只有在妳搭配使用這些加壓袖套的情況下，才會發生效用。」她說，「妳手臂腫脹的情況太嚴重了，需要密切觀察，並立即進行持續性的治療。」

我不喜歡她的表達方式。她太傲慢了。一開始看到那虛偽的笑容，我心裡就有數了。「別再說了，」我說，「我不會穿戴任何東西在我的手臂上。」

「妳需要定期回診，」她堅決說道，「而且還必須停止跟我討價還價。」

「定期回診？」我不置可否地大笑，「我才沒有那個時間來聽妳胡說八道！」

我站起來，給了她一個輕蔑的表情，然後轉身帶著怒氣大步走出診間，穿過等待區，走到物理治療部外的走廊。「到底是在胡說八道什麼？」我在離開時大聲說。

簡直是浪費時間！我絕對不會再回來！爛透了！他們根本不曉得自己在做什麼。

我找到停車場樓梯，一路爬到最高的樓層，頂樓烈日當空。我坐進車子，加速將車子從蜿蜒的螺旋車道駛離。終於，我可以去上班了。我下定決心要把這場荒誕的會診經驗拋諸腦後，繼續這天的行程。

此時，高速公路已不像交通尖峰時刻那般壅塞。

當然，現在誰會在高速公路上——每個人都在自己的工作崗位上了！我本來也該如此，如果我沒有在那間愚蠢的醫院耗掉一個多小時的話。

從環城高速公路開往位在貝塞斯達的美國國立精神衛生研究院院區，一路順暢。這裡是世界上規模最龐大的生物醫學研究單位；在這占地幾十公頃、過去曾是私人莊園的土地上，建有數十幢建築，裡頭受僱於聯邦政府的工作人員有將近兩萬一千名。

即便被毫無意義的物理治療會診搞得精疲力盡，我還是在工作中度過了漫長的一天，監督整個人腦資料庫的各個面向。我一進辦公室，就被大量的問題轟炸。有位技術人員跟我說，目前有一顆或許可以納入人腦資料庫的大腦，問我們該不該接收；他前腳才踏出我的辦公室，另一位技術人員就又進來對我提出相似的問題。在她離開後，我回覆了十幾封由世界各地研究員寄來的電子郵件，他們都想要索取一些大腦樣本。然後，我檢視了一下組織樣本的最新庫存資料。

每次我起身去實驗室檢視職員的工作狀況時，總會看見我的助理桌子上放著一碗巧克力。她總是糖不離手，而我則是對糖敬而遠之。我討厭不健康的飲食，尤其是甜食。但是昨天，那些巧克力看起來很可口，所以我一整天都在吃。我無法抵抗它們的吸引力。今天，同樣的事又發生了，每次經過那碗巧克力，我總會匆匆拿起一顆，然後放進嘴裡。甜食的滋味從來沒有讓我這麼難以抗拒。

白蟻檢查服務

物理治療會診的幾天後，某天傍晚，我在廚房切著蔬菜和肉塊，準備要來炒一道菜。聽到前門傳來一陣敲門聲時，我正好在啜飲一杯葡萄酒，想要放鬆一下。當時米瑞克在他樓上的書房工作，所以是我去應門。

一位看起來年約三十、臉上掛著大大笑容的男子站在大門前的臺階上。

「您好，麗普斯卡太太！」他爽朗地說。

真詭異——他表現得好像認識我一樣！我從沒看過這男人。他想幹嘛？情況非常不對勁——我可以感覺到自己正身處危險之中。

沒等到我請他進門，他就舉步向前，彷彿要踏進來。

我擋在門前。

「我叫約翰，」他說，「是蟲害防治公司的人。」他伸出一隻手要跟我握手，但我並沒有理會他的動作。

「**誰？**」我質問。

「約翰。我們是提供您蟲害防治服務的公司，您忘了嗎？」

他絕對是想搞什麼把戲。

「我們已經提供您居家白蟻檢查的服務超過二十年了。」他說，現在他說話的速度放慢很多。

聽聽他聲音的那種轉變——他知道我摸清他的底細了。

「這是我們的例行性檢查，」他繼續說道，「我方便進去屋裡嗎？」

「檢查？噢，眞的嗎？」我確定自己語氣的挖苦意味十足。「你今天到底爲什麼會來這裡？」

他露出疑惑的表情。

「你覺得，」我繼續問，「你等下要做些什麼？」

他開始談論白蟻。那些話讓我想起某件需要緊急處理的事。

「螞蟻！」我大聲說，「牠們無所不在！」我衝進廚房。「快來！看看這裡，還有這裡！」

我指向窗臺，那裡有幾隻很小的螞蟻正沿著牆壁爬向後門，那扇門通往後院架高的門廊。「螞蟻！看見了嗎？還有你一定要看看地下室牆壁的汙漬，它很有可能是發霉了。」我連珠炮似地說。「快，趕快去看看！」

他急忙跑下樓到地下室查看。擺脫了他，讓我鬆了一口氣，但幾分鐘之後，他就回來了，開始跟我說一些有的沒的。在他說的一堆話中，我只聽到一個關鍵字，那就是「化學藥劑」。

他打算在我家噴灑化學藥劑。

「化學藥劑！」我像被人打了一拳般而暴跳如雷。「你說什麼？**化學藥劑？**」

他看起來驚恐萬分。

我就知道！我抓到他的小辮子了。

「我們的化學藥劑在滅蟻和除黴方面的效果非常好。」他說，不過他的語氣有點結巴，我聽得出他慌了手腳。

啊哈！我識破他的小把戲了。

「我們還有另一款噴劑，可以驅除白蟻。」他頓了一下，然後才又補上一句，「請放心，它們都非常安全。」

「安全？化學藥劑？」我大喊，「化學藥劑有毒！你不知道嗎？你憑什麼說它們是安全的？」

「呃，顧客的安全是我們最在乎的——」

「那你告訴我，這些化學藥劑裡有些什麼？」我質問他，「你們裡面用了哪些化合物？」

他茫然地盯著我。

我考倒他了！

「你不知道，對吧？安全？哈！我是化學家！你騙不了我的。我孫子還是小朋友！你是想毒害他們嗎？還是想要毒害我們全家？這是你的計畫嗎？所有化學藥劑都是有毒的，我不准你在這個家裡使用任何化學藥劑。」

有人從我身後走來，我知道是米瑞克下樓了。

「哈囉！你好嗎？」他對那個年輕人說。

為什麼米瑞克這麼親切地跟他打招呼？這名陌生人正打算毒害我們！

接著，米瑞克說了一些話來安撫我，他說：「放心，今天他不會做任何事。他只會這樣檢視家裡的狀況，然後我只要在文件上簽個名就好了。」米瑞克轉身走向廚房的中島，先前那名年輕人在上頭放了一些文件。

「不行！」我大喊，用身體將米瑞克和廚房中島隔開，並傾身朝著那名年輕人大吼：「你被開除了！」

他一臉不可置信地望著我。在米瑞克開口說話前，我繼續大聲說：「我說的不單是你不用再來我們家工作了，而是我要打電話去跟你的經理說，你根本完全不適任。你怎麼可以不曉得噴劑裡有哪些化學成分！」

實在讓人難以相信！怎麼會有這麼蠢的人！

語畢，我便怒氣沖沖地轉身離去，獨留米瑞克和那名陌生人在廚房。

病覺缺失

這類日常行爲的轉變，往往表示大腦發生嚴重的損傷。我的情緒過度反應——憤怒、猜忌、不耐煩——暗示著額葉正歷經災難性的變化，可是我卻完全感受不到這些警訊。身爲一名精神疾病專家，我比絕大多數的人都還明白這些轉變背後的意義，應該要能看出自己行爲上的古怪之處才對。但我無法。那時候我還不知道自己腦袋裡有六顆腫瘤，而它們與其周邊的腫脹組織正壓迫著額葉皮質，使額葉無法執行自省的工作。矛盾的是，如果我要認知到自己的異常，一定要仰賴額葉皮質的這項功能。

無法認知自己出現異狀的事實，是精神病患常見的現象，醫界稱之爲「病覺缺失症」，即患者欠缺洞察自身病態的能力，許多神經和精神疾病都會出現這項病徵，不過目前學界還不太清楚喪失洞察力與大腦哪個區域有關。部分研究認爲，這或許是區隔左右半球的大腦中線功能異常所致。除此之外，亦有研究認爲，這或許涉及右腦的受損。

在診治思覺失調症和雙相情緒障礙的病人時，患者無法洞察自身病態的這種狀況，通常不會被視為否認或調適身心狀態的心理防衛機制，而是被看成一項診斷標準（雖然乍看之下，他們的表現可能會很像前者）。大約有五〇％的思覺失調症者和四〇％的雙相情緒障礙者，皆無法理解自己生病的事實，所以他們才會對自己的狀況沒有任何實際的體悟，也不會接受醫師對他們的診斷。

如果這些患者出現了幻覺或妄想，他們不會認為這是自己大腦出狀況；即便出現最戲劇化的症狀，例如幻聽或自詡為神，他們也無法區分這些症狀的虛實。再者，由於思覺失調症者和雙相情緒障礙者對自我的病態缺乏自覺，不認為自己生病，所以常常會極度抗拒精神治療。可能不按照醫囑服藥，或是不願接受行為治療。遺憾的是，醫界截至今日尚對精神病患的這種「病覺缺失症」束手無策。

就跟思覺失調症患者一樣，我並不認為自己有什麼嚴重的問題。我認為自己的精神狀態非常正常。就算察覺到任何異樣，也只會認為自己是壓力太大或太累，所以才會被設計不良的醫院設施、醫院等候區嚎啕大哭的孩子，以及站在我家門前糾纏不休的陌生男子磨光耐性。我沒有把這些線索串連起來，或從中推斷出之所以會有那些感受，是因為腦袋裡的問題，而非其他事物出了什麼差錯。我沒有理由會知道自己對這些事件的反應，有可能是跟腫瘤和癌症治療有關。我身邊也沒有任何人想到——那時候，我沒有再去做任何核磁共振造影檢查。如果有，它一定會揭露我大腦裡正在發生的事情。

正因如此，隨著腦袋裡的混戰越演越烈，我失常的大腦也就自動用陰謀論去填補我對周圍事件產生的認知落差。於是，我對家人和同事越來越疑神疑鬼，對每人的表現也越來越不滿。就算只是些芝麻綠豆的小事，也會挑動我敏感的神經。我認定大家正在密謀暗算我，尤其是我的家人。

卡夏不再真心喜歡我了。我不認為米瑞克也會這樣。他們為什麼要談論我？我看得出來他們有事瞞著我。但是為什麼？他們在隱瞞些什麼？

我的疑心病——有時候會嚴重到近乎偏執狂的狀態——是許多精神疾病可能出現的症狀，包括阿茲海默症。罹患阿茲海默症的病人或許會指控伴侶的欺騙，或是照護者偷竊財物，抑或是想傷害、甚至是想殺他們。雖然神經學家還不太清楚偏執狂與大腦哪個部位或神經網絡有所關連，但就某些個案來看，這種偏執的狀態可歸因於顳葉受損。

話說回來，儘管我的過度反應有可能是大腦裡的混亂造成。但就現實面來看，我會有這些感受並非全無道理可言，我有很充分的理由變得疑神疑鬼。畢竟，我憂心忡忡的家人正在談論我的舉止。他們感到驚慌的是，所有我最不討人喜歡的人格特質——凡事講求組織性、固執己見——都隨著時間變本加厲。我正在轉變成我最糟糕的模樣：自私又不顧慮他人感受。我失去了同理心，這是過往我最強烈的特質。以前當卡夏在電話裡描述自己的工作情況，或是帶孩子時遇到的挑戰，我總是會耐心傾聽，但是現在我會打斷她的話。我漸漸喪失了與親人之間的感情連結，尤其是我親愛的丈夫。

為什麼有些人很有同理心，有些人卻非常自私？這就跟這麼多有關人類的行為一樣，目前我們對此還不是很了解。同理心，就如其他複雜的行為，不是單一腦區就可以掌控的，而是需要靠許多腦區之間串聯起的龐大網絡來調控。除此之外，基因和環境因素彼此錯縱複雜的交互作用，也可能對這方面造成影響。例如每一顆大腦的結構和內部連結、一個人被撫育長大的方式，以及生長的環境和文化背景等等。總之，每個人的性格，都是由無數會影響大腦功能的因素，在經過複雜交互作用後所造成的結果。

話雖如此，還是有一些科學家認為，同理心或許與部分腦區的運作狀態有比較大的關聯性。這些腦區包括：額葉皮質、顳葉皮質和腦島（大腦深處的皮質區域，位在額葉和顳葉之間）。假如這個推論成立，也許就能解釋爲什麼喪失同理心，常常是額顳葉失智症（失智症的一種，由漸進式且致命性的神經退化性疾病造成）患者的核心症狀了。

失智症是個廣義的醫學名詞，意指某種精神衰退的狀態（如流失記憶力、社交力和認知力等），且該狀態會嚴重到足以干擾日常生活，並持續長達一年以上。最常見的失智症類型是阿茲海默症，大約有六〇％到八〇％的失智症患者都屬此類。

阿茲海默症患者的主要特徵爲：喪失記憶力、語言力或執行力等。其他特定的神經退化性疾病也會造成失智症，另外，中風、創傷性腦損傷和感染症（如梅毒和愛滋病）亦是造成失智症的因素。根據世界衛生組織估計，全世界約略有四七〇〇萬人患有某種失智症，同時每年皆有近一千萬例新確診的個案。

由於我的症狀十分新奇又短暫，所以並未符合失智症的標準。不過，我去紐哈芬小旅行期間所出現的某些性格轉變，確實跟那些額顳葉失智症患者很相似，而額顳葉失智症顧名思義，就是與額葉和顳葉有關。

一般來說，這類病患的年齡層比阿茲海默症年輕，有六〇％的個案都在四十五歲到六十四歲間發病，也就是所謂的中年人。因爲該失智症跟額葉的失能有關，所以患者常會無法抑制不合宜的舉止，並失去判斷力；令人難過的是，有時候這種病又被稱爲「中年危機疾病」。有些人會開始從事不當性行爲；有些人則會瘋狂購物、變得對財務毫無責任感；也有些人會放縱地大吃垃圾食物。他們的舉止或許會表現出其超我（編注：心理學用語，由精神分析學家佛洛伊德的結構理論所提出，是精神的三大部分。其中本我〔完全潛意識〕代表欲望，受意識遏抑）已蕩然無存，正瘋狂地任憑自我（id）主宰他們的一切衝動和欲望。額顳葉失智症患者通常欠缺同理心，同時也堅信自己沒有任何問題。缺乏洞察力是此疾病的核心診斷標準，也是許多其他精神疾病的診斷標準，包括思覺失調症——我花大半輩子研究的疾病。

雖然我沒有額顳葉失智症或思覺失調症，但大腦裡腫脹的組織正讓我表現出猶如精神病患者的舉止：我的外貌沒變，但心智卻慢慢走樣。身邊認識我的人覺得我變了，並努力想要了解讓我舉止變得如此奇怪的原因。只不過，我對他們的擔憂毫不知情。

我，不再是我

周圍的世界似乎變得越來越奇怪，而我往往會把自己的混亂轉化爲憤怒。**每一個人做的每一件事都很令我不順眼，甚至是火冒三丈！跟我一起工作的人到底都有什麼毛病？為什麼不能好好做事？為什麼老是要我去糾正他們的錯誤？米瑞克也好不到哪裡去。他做的每件事都有問題，而且不管我怎樣點出他的錯誤，他還是會把事情搞砸。簡直難以置信。**

我的抱怨都很直白、毫無修飾。準備晚餐時，我對米瑞克說：「爲什麼你要把餐巾放在這裡，不放在那裡？一點條理都沒有！」或者是，「爲什麼你還坐在那裡？你不知道我馬上就需要你的幫忙嗎？」

每次我對他大呼小叫，他就會溫柔地請我冷靜一點。我討厭這麼做——這太愚蠢和軟弱了。他的這個舉動讓我火氣更大。

為什麼米瑞克這麼軟弱？他怎麼了？

他憂心我的健康狀況，總是問我是否需要任何東西，力勸我去做自己喜歡的事情——去跑個步或騎趟腳踏車。他的噓寒問暖、殷殷叮囑讓我心煩意亂，漸漸地，我開始迴避他的眼神。我不在乎此舉會對他造成什麼影響，也不在乎他會有什麼樣的想法和感受，我不在乎他在工作上或是其他任何地方經歷了哪些事。因爲，我有更重要的事情要關注。

我早餐要吃什麼？餐具擺好了嗎？還有現在米瑞克把叉子放哪去了？我怎麼找不到！為什麼他要這樣對我？鹽巴放哪？我想不起來晚餐打算做什麼。我想不起日常生活中的所有事情。這一點真的讓我很煩。米瑞克跑到哪裡去了？

我的家人對我的暴躁脾氣和唯我獨尊的態度深感不安，爲了不激怒我，在我身邊時總是小心翼翼。另一方面，他們又會在超出我聽力範圍之外的地方，悄悄談論對我的擔憂。很久之後我才知道，有一次米瑞克在樓上的書房跟卡夏通電話，表示我變得越來越難相處，不管再怎麼努力都沒辦法討我歡心。卡夏聽得出來，米瑞克在電話另一頭很努力地在強忍淚水。

他們一致認爲，我不再是他們所熟知的那個人了。我成了最劣化的版本：暴躁、刻薄又自私。整體來說，基本上我的人格特質都一樣，只是某些部分被過度放大了。我的表現就跟諷刺漫畫裡呈現出的誇張人物形象沒有兩樣。

然而，我的行爲並沒有奇怪到會讓人察覺到這是健康亮紅燈的警訊。我本來就是家裡最勇於表達內心想法的人，而且一直如此，大家也習以爲常。舉例來說，我對殺蟲劑裡的化學藥劑有所疑慮並非沒有道理，這一點他們也認同；畢竟，化學物質本來就有可能危害健康，所以我大罵蟲害防治公司的那名年輕人，並不是完全無理取鬧。

我糟糕的行爲一直不受控制。對我而言，始終不曉得自己哪裡出了差錯。因爲我的大腦無法正常運作，我變得格外專注在自身的需求上，完全看不見那些暗示自己正發生大問題的訊號。

此刻我心中最在乎的就只有一件事：接受第四次，同時也是最後一次的免疫療法。這一切就快要完成了，即便我必須自己開車去醫院、必須徒步走三十二公里的路，我也一定會竭盡所能地爬進輸液室，讓藥物透過靜脈輸液流進我的血管。我一定會這麼做、我肯定會這麼做，不論必須爲此付出多大的代價。

第六章

時空錯亂般迷失方向

環繞我的世界變得奇怪又難以應付。
上了這條高速公路後，開回家就沒有什麼大問題，
因為我已經開過這條路無數次了。可是，今天好像不是這麼一回事……

我依舊長時間待在辦公室裡工作，就跟我確診大腦裡出現腫瘤前一樣。我表現得就像自己是個沒事人一般。我檢閱科學文獻、管理爲數龐大的職員，並且爲規模日益擴張的人腦資料庫擬定了詳細的計畫。因爲隨著學界越來越多人知道我們提供的服務，還有這方面的需求越來越大，我們持續蒐集逝者的大腦，並與全國各地的同儕建立合作關係。此舉能幫助我們以更快的速度提供衆科學家適當的協助。我告訴主管們，我已經回復到正常的狀態，要他們放心。發給他們的電子郵件裡都夾雜著一些諸如**「我覺得自己現在狀態很好！」**之類的歡快語句。

說實在話，我是眞的覺得自己現在狀態很好，並且對自己能否戰勝這個致命癌症抱持著樂觀的態度。雖然此時此刻我的身體狀態，並不如接受免疫療法前那般勇健，但處理一般日常的所有事務還是遊刃有餘；就算偶有一些須耗費龐大精力的案子或是會議，我也依舊堅信自己能夠完美處置，不會因我腦中的腫瘤有所怠慢。

然而，事實上，我當然不可能這樣做。

漸漸地，我開始對某些工作感到吃力，發現自己很難專注在手上的事務，其中又以閱讀方面的問題最令我困擾。於是我把手上的部分工作委派給其他職員，並以通篇英文大寫的方式發送電子郵件——這在英文電子郵件的表達來說，是一種大吼大叫的說話方式，過去我從來都沒有這樣寫過信。有一次，我將一篇本該親自校對的重要學術期刊論文，直接轉發給我的一位博士後研究員，並在電子郵件裡寫了這樣一句語意不詳的話：「**請完成它**」，但在此之前，我從未將這類工作委派給任何人過。還有一次，我發了封電子郵件給一場專業會議的籌辦人，請他替我處理住宿問題，該郵件內容如下：

多謝。這些對我來說是超級特殊的情況，我正在對抗一個致命的疾病。身為一名聯邦政府的雇員，我必須等待旅遊許可，而且僅能住在符合官方補助額度的樓館。幾週前我曾問過住宿的事情，單是都妹有結果。懇請協助！芭芭孋

發出這封電子郵件時，我眼裡根本沒發現信中的用詞遣字有出現任何錯誤，事後也沒有任何人跟我反應這件事。

除此之外，我也沒有認清自己變得越來越不在乎其他人的想法，以及越來越

無法抑制自己做出不合宜舉止的事實。舉例來說，六月的某一天起，我洗澡時不再放下浴室的百葉窗，因爲我不再在乎有誰可能會看到我在洗澡。況且，當時我覺得在洗澡時放下百葉窗簡直是多此一舉，何苦要把窗外美麗的公園視野用一簾百葉窗遮擋住？

我沒有穿戴義乳、滿頭染劑在社區裡慢跑，回家後還因這身詭異樣貌讓米瑞克大吃一驚的脫序事件，差不多就發生在六月這個時期。不過，當下我一點都沒有發現自己的外貌有何不妥。

那個時候我完全不曉得自己的大腦發生了什麼事，但這種欠缺判斷力和抑制不恰當舉止能力的情況，很常出現在額葉有問題的患者身上，諸如失智症、中風、腦損傷、腦部腫脹，或其他各種原因都可能導致額葉功能失常。額葉使我們有能力預測自身舉止可能產生的後果，並避免我們做出不符合預期的行動。我們每一個人，每天都會做出成千上萬個決定，其中絕大多數的決定，甚至是在我們不須思考的情況下就可反射性地完成。一旦有人突然打破社會常規，做出像我那樣的脫序行爲，就表示該人的額葉很可能沒有正常運作。

少了額葉的正規運行，我的大腦就像一匹脫韁的野馬，危險地放肆奔騰。隨著額葉失能的情況越來越嚴重，我的行徑也徹頭徹尾地變得我行我素、為所欲為。我沒注意到自己的行為有任何不妥——不過就算注意到了，我也不會放在心上。

找不到回家的路

六月中旬，在某個又濕又熱的早晨，我為了避開交通尖峰時間，一大清早就去上班，因為此時開車這件事已經讓我越來越手忙腳亂。到了傍晚，我精疲力盡。一整天下來，我馬不停蹄地工作，想要藉此彌補先前與醫師面談，以及透過靜脈輸液接受免疫療法藥物所耗費的那幾個鐘頭。

我望向窗外，看著黑壓壓的沉重烏雲漸漸在美國國立精神衛生研究院院區的高樓上方聚攏。看樣子，等一下就要降下傾盆大雨。我被這樣的天氣搞得心浮氣躁，整個人又覺得更加疲累。

我必須離開這裡。我必須馬上離開這裡。

我快步衝出辦公室，一路朝著立體停車場走去。我的車總停在那座停車場裡，而且還都停在同一格。我去上班的時候，「我的」停車格通常都還空著，因為我永遠早早就到停車場，常常還沒有半輛車停在那。這座停車場並非離我的辦公大樓最近，但我喜歡在一天開始和結束工作之際，稍微走上一小段路、散散心。

其實過去好幾年的時間，我並不常將車停在這些醜陋的水泥建築裡。因爲只要天氣許可，我都會騎著單車上下班；沿著波托馬克河旁一條綠樹成蔭的寧靜小徑，往返我家到研究院約三十二公里的路程。但今非昔比。自從動了大腦手術，又接受免疫療法後，我的體力已大不如前。所以儘管我很討厭這樣，現在我還是開車上下班。我覺得自己好像變弱了，不過再怎麼說，至少我還可以在下班後走上一小段路，藉此放鬆一下工作一整天的身心。

十分鐘後，我走到停車場，卻沒在「我的」停車格上，看到我那輛銀色豐田 RAV4 休旅車。

真是怪了。我不記得今天有必要把它停到其他位置上啊！今天早上，我就跟平常一樣很早到，不是嗎？

我走過停車場裡一排排的車道。整座停車場都停滿了，卻遍尋不著我的那輛車。我搜尋了每一層車位，並不斷在一排排車道間來來回回梭巡蹤影。時間一分一秒過去，我的心情也越來越沉重。

有人偷了我的車！

或者，我只是把——我毫無頭緒，或許我只是把車子停到其他地方，然後剛好忘了這件事？

我把手伸到皮包裡，拿出汽車鑰匙。按下防盜器的按鈕後，我開始豎耳傾聽哪裡會傳來防盜器響起的「嗶嗶」聲。我聽到遠方隱約傳來我的車發出「嗶嗶」聲。於是朝著聲音的方向走，然後沿路一次又一次地按壓防盜器的按鈕，讓「嗶嗶」聲不斷響起，指引我方向。

這是怎麼一回事？我怎麼可能聽得到聲音卻找不到車。

我重新走回初次按下汽車防盜器的地方，再次按下按鈕。我又一次聽到「嗶嗶」聲在遠處響起，但當我朝著聲音走去，聲音又會慢慢消失不見。我重複這些動作無數次：按下按鈕、尋「嗶嗶」聲找車、無功而返。我真的找不到車子。

我心慌意亂又摸不著頭緒，不明白究竟發生了什麼事，不明白這個世界怎麼了。它現在好像在跟我作對，跟我開了個陌生又殘酷的玩笑。

我看到一名女子朝我走來。在走向她前，我猶豫了片刻。跟別人承認找不到自己的車是件多麼羞窘的事呀！但我別無選擇，我不想在這個燈光昏暗的空間裡打轉，我想回家。

「妳可以幫我找車嗎？」我問，「我不曉得把車停到哪裡去了。」

她看起來很驚訝，不過她表示願意幫忙。她拿了我的車鑰匙，按下按鈕，然後我們一塊兒側耳傾聽防盜器發出的「嗶嗶」聲。「它一定是停在上層停車場的樓板接合處。」她說，「妳聽，聲音就是從樓板之間的那條接合縫傳出來的。」

我抬頭朝著她手比劃的那條樓板接合縫往上看，就在那條縫隙裡，我看見了我那輛銀色豐田的車身，它看起來似乎就停在一樓到二樓間的坡道上。我完全不曉得它怎麼會跑到那裡去。我從女人手中一把奪回鑰匙，便急忙奔上前去找車。才接近坡道，我就看見車燈在閃爍，彷彿眨著眼對我說，**我找到妳了！**

我大大鬆了一口氣，但心中卻疑惑萬分。

為什麼它會停在這裡？我不記得有把它停在這個車位。有可能是其他人移動了它的位置嗎？他們為什麼要那麼做？

坐進我的豐田休旅車後，我心中的疑惑並未就此消散，反而越變越大。我開這輛車三年了，但當我坐定，準備要繫安全帶時，卻發現自己找不到安全帶。我一如往常的把手伸向安全帶的方向，但除了抓到一把空氣之外，什麼也沒有。我當然抓不到，因爲此刻我把手伸到車門外，只不過我自己並沒有意識到這一點。

我一試再試，不斷把手伸出車門外東揮西揮，就是抓不到安全帶，也抓不到任何東西。

為什麼我做每件事都這麼不順利？

環繞我的世界變得奇怪又難以應付，車子更是其中最令我棘手的事物。我不再知道該怎麼執行任何有關車子的動作，即便是繫安全帶這種最簡單的事情，我都不知道該怎麼做。我四處張望，依舊遍尋不著安全帶的身影。但我注意到車門還大大敞開著。

我明白它不該打開的，可是我想不起來這一點跟我的安全帶失蹤有何關聯。我在駕駛座上坐了一陣子，然後突然惱怒地把車門「碰」的一聲用力關上。

隨著那聲巨響，我的世界瞬間又回歸正常。就像變魔術一般，我把右手伸向關閉的車門內側，一下就找到剛剛遍尋不著的安全帶。我碰到安全帶，就在它原本的位置上，安穩地懸掛在車子內側。我把它往身上拉攏，橫過胸前，將扣環插入身側的插銷，然後我聽到安全帶「喀拉」上鎖的聲音。

終於！我扣好安全帶，可以啟程回家了。

我發動引擎，想從停車格裡退出。不過我動彈不得，好像有什麼東西固定住我的車子，讓我無法移動。我用力踩下油門，聽到耳邊傳來一陣刺耳的金屬刮擦聲。我趕緊踩下剎車，朝左手邊看。不知道什麼原因，輪胎或是部分車身卡進停放在隔壁的一輛小貨車底下，但我搞不太清楚是怎樣產生這個局面的。

我試著前進——刺耳的金屬刮擦聲又響起；我倒退，刮擦聲還是在停車場裡迴盪。無計可施之下，我把心一橫，用力踩下油門，無視金屬撞擊產生的刺耳巨響，不顧一切衝破阻擋車子的所有障礙。駛出停車位後，我發現車身的左半部凹陷了，但我並未下車確認卡車的受損狀況。我不在乎，我只想趕快離開。

我往停車場出口駛去。我遠遠就清楚看到出口的指示牌，所以一路朝著那個方向開。雖然出口車道不寬又有點曲折，但過去我已經輕鬆開過這條車道數百次以上，它從未造成任何困擾。然而今天，這條車道在我眼中卻顯得格外狹窄，我簡直看不出它是我以前開過的那一條路。我緩緩地開著車，想要讓車身擠過狹小的出口。可是，我辦不到。

他們對這些車道做了些什麼？幹嘛不斷在這個愚蠢的院區裡搞一大堆有的沒的建設，把所有的東西都搞得亂七八糟！為什麼要改變出口車道？

我駛過出口車道一旁凸出的路緣石時，突然聽到一陣響亮的擦撞聲。停車場管理員匆匆從值勤亭跑了出來。「小姐，妳要做什麼？」他大喊。

「你覺得呢？」我嘀咕道，煩躁的情緒逐漸高漲。「我只想離開這裡，離開這座荒謬的停車場，然後回家！」

管理員站在我的車前，用雙手比劃方向，引導我將車子駛離。但因為我開上了路緣石，其中一顆輪胎卡在邊上動彈不得。最後，我終於順利脫困，憤怒地揚長而去。

我心神不寧，覺得這個世界好像正密謀要搞垮我。彷彿要強化我心中的這份疑慮般，就在我駛離院區，開上返家的道路時，天空開始降下了滂沱大雨。

這個時節，維吉尼亞州北部只要一下雨，降雨強度往往都跟熱帶國家突如其來的暴雨沒有兩樣。在這種天氣下，能見度極低：整個世界都會被一簾灰霧狀的無形水幕遮掩。雖然現在距離太陽下山還有好幾個小時，可是整個天色都因大雨變得一片晦暗。舉目所及，只看得見斗大的雨滴打在車窗上。這場雨勢之大，讓我甚至看不清車子引擎蓋的輪廓。道路邊的房舍、高速公路的欄杆，就連路上的其他車輛，皆宛如被大雨吞噬。我就像閉著眼睛在開車一般，什麼也看不見。

我家就在前方某處，坐落在一片面向寧靜街道、隱身於樹林的綠洲上。它是我安穩的堡壘。我需要趕快到達。只要到了那裡，就沒什麼好擔心了。但在此之前，我必須先開過將近三十二公里遠的路。我轉上一條交通繁忙的四線道公路，車道上的車子以超乎常理的高速一輛輛從我身邊呼嘯而過。

他們要去哪裡，為什麼要這樣玩命飆車？

我沿著公路前行，在正確的閘道口上了環城高速公路。這條路會經過馬里蘭州和維吉尼亞州的郊區。上了這條高速公路後，開回家就沒有什麼大問題，因爲我已經開過這條路無數次了。可是，今天好像不是這麼一回事。

為什麼我搞不清楚自己開到哪裡？是因為下雨的關係，路才這麼難認嗎？

我必須在標示著「西向小河收費公路」的出口下交流道，但我沒看見告示牌。

我已經從那個出口下高速公路了嗎？為什麼我想不起來？

我迷路了嗎？我不太確定。我只確定自己下了高速公路，但完全搞不清楚自己身在何方。我繼續開著車。沿路上沒有經過熟悉的街道和房舍，反而看到一座龐大的購物中心。那是由一幢幢灰色建築物組成，配有廣大平面停車場，一旁還有室內停車場的入口引導標示。

我為什麼要來這裡？我是怎麼開到這間從沒看過又陰沉的購物中心？

我覺得自己好像穿越了另一個時空，整個氛圍有些詭異。儘管如此，我既沒有非常擔心，也不害怕。只覺得自己就像是電影中的一個角色，在一場暴雨中莫名被送往一個我原本不打算去的地方，而眼前的一切似乎都沒有按照既定的軌道運行。

我想要回家，可是我不曉得該怎麼做。我先把車慢慢駛入購物中心前廣大的平面停車場，然後胡亂地摸出手機。我知道有一款應用程式可以引導我回家，但我想不起來是哪一款。我瞪著手機螢幕上眾多的應用程式圖示，但沒有半個勾起熟悉感。我隨意點選，打算用土法煉鋼的方式找出那款程式。在一陣亂按後，我終於看到 Waze 這款導航程式的圖示、按下它，並在它的語音導航中，重新啟程返家。

最後，我經過一塊大型的建築工地，上頭矗立著一幢占滿整個街區的建築物。這幢新建物閃閃發亮，看起來好像快要完工了。工地前的一塊告示牌上還大大寫著「巨安超市即將在此爲您服務」的宣傳字樣。

巨安超市！太棒了！要是我們家附近也有一間新的巨安超市就好了！

噢！等等，這不就是我們家附近嗎？我回來了！這間巨安超市就要為我們開幕了！

下一秒，我心中的喜悅就快速消散了。是呀，它是要成爲我們社區附近的新超市沒錯。但是它開幕的時候，我還活著嗎？

現在，我已經開到家門前的車道上，然而我卻完全搞不清楚自己是怎麼開到這裡的。

記不住所在位置

對我的大腦來說，要保持正常運作成了一件越來越困難的事。漸漸地，我發現自己很難按部就班完成連貫性的動作。我不再能執行曾做過很多次的簡單任務，也不能在心中條理分明地組織它們。就事情本身，我覺得執行任務的每一個步驟看起來都非常熟悉，可是全部組合在一起時，我就覺得困難得猶如在實驗室裡進行的繁複實驗。

我知道不能沒繫安全帶就開車，也隱約知道安全帶應該在哪裡，但我就是無法一氣呵成、順利完成這些扣上安全帶的簡單步驟——儘管幾天前我都還能不經思考地反射性完成這套動作。

這是我大腦裡哪個部位罷工所造成的呢？照當時的症狀來看，這很可能是額葉皮質和海馬迴之間的連結失能了。該處正好讓我不快地聯想到，先前我就是靠著破壞大鼠前額葉皮質的這條連結來研究思覺失調症。

或許在我的問題越來越嚴重之際，如果有人對我進行一系列的神經病理學檢查，就會發現我大腦的那個區塊無法正常運作。不過實際上，沒有任何人對我做過去我曾對大鼠做的那些檢查；在動物實驗裡，我們會精心設計一套檢查項目，藉此比對該區大腦功能異常的大鼠會出現什麼行為障礙。話雖如此，我還是出現部分和腦損傷大鼠類似的症狀，比方說：在如迷宮般的街道裡，找不到回家的路，無法回到那個帶給我滿滿安全感、靜靜守候著我的甜蜜小窩。

就某種層面來說，這種動作無法協調的症狀就跟患有「運動障礙」的患者很相似；這類患者會喪失運動技能、運動記憶和執行協調動作的能力。這有可能是因爲發育過程失調引起。曾飾演哈利波特一角的演員丹尼爾·雷德克里夫，即曾公開表示自己患有這項疾病。

運動障礙在阿茲海默症患者身上也相當常見，而且這類症狀會越變來嚴重：起初，患者僅會對繁複的運動技能產生障礙，但之後就會無法完成諸如刷牙這類簡單的事情。最終，有些人甚至還會無法吞嚥。

運動障礙的這些症狀也很常出現在頂葉皮質受損的病患身上。由於頂葉還跟閱讀和數學能力有關，所以他們往往會合併出現閱讀障礙和算術障礙（我很快就會有這些問題）。因此，根據當時出現的那些症狀，可以推斷那時候我的大腦有問題的部分，很可能比我們想像中多很多。

除了運動障礙，我當下還喪失了視覺空間記憶，讓我很難記住自己的所在位置，以及認得自己要走的路。這些問題跟發展性地形迷失症（developmental topographical disorientation，DTD）患者的症狀類似。這些DTD患者，從非常早年開始（或許是出生的時候），就無法辨認非常熟悉的環境。就像我無法在住了近三十年的社區裡，找到回家的路。DTD患者不論走了多少次相同的路徑，都還是無法認得周遭的景物。對我而言，我的迷途只不過是暫時性的症狀，但對DTD患者而言，他們的迷途卻是永久性的。

空間定位能力與大腦的多個區塊有關，是由散布在不同腦區的神經元相互串聯成的網絡操控。其中，又以兩個腦區對空間記憶的影響最爲顯著：前額葉皮質、海馬迴。

以DTD患者的情況來說，他們會有這樣的空間障礙，或許就是前額葉皮質和海馬迴之間的連結出差錯。投身於這項罕見神經學疾病的神經科學家，已經從核磁共振造影掃描的影像裡發現這個現象。

這是發生在我大腦裡的狀況嗎？有可能。我的前額葉皮質看起來似乎無法正常運作，說不定這也導致它無法與其他腦區有效溝通，例如海馬迴這個重要的腦區。我之所以搞不清楚自己身處何地，甚至是認不出我住了幾十年的地方，有可能就是大腦裡的這兩個區域無法溝通所致。

不過，我行爲轉變的程度並不足以引起家人或是同事的警覺，讓他們懷疑我的大腦是否出現嚴重異常。再者，我不會把自己碰到的每一個問題都老老實實告訴家人；我甚至沒有告訴他們，我是怎麼把車撞壞的。其他我在日常中犯下的那些小失誤，則會輕易被大家解讀成：在兼顧家庭與職場責任之餘，又要面對嚴峻疾病和艱辛治療所積累的壓力所造成。

況且，不管怎麼說，我的整體表現都還是處在一個非常好的狀態——這一點很不可思議，因爲接下來我的家人、醫師和我自己，就要知曉正在我腦袋裡發生的驚人事實。

第七章

腦中的十八顆腫瘤

我知道不管有沒有什麼新的腫瘤，我的病情都正在好轉中。

阿特金斯醫師進入診間時，表情極為沉重。

「從核磁共振的影像看起來，妳的大腦裡現在至少有十八顆腫瘤。」

我的頭快要痛死了。

陣陣傳來的抽痛感就像遠方的雷鳴，讓我難以忍受。它不只奪走腦袋正常運作的能力，也打亂了我整個作息。臥房的鬧鐘顯示現在正值午夜，但我躺在床上卻毫無睡意。

我感覺到自己體內深處的某個地方，似乎正有一場風暴即將來襲。突然之間，閃電落下。我的胃翻攪成一團，噁心感隨之席捲而來。我從床上跳起，直奔浴室，把頭靠在馬桶邊開始劇烈嘔吐。我頭痛欲裂，覺得顱骨好像快要爆開。不過嘔吐後，那種脹痛感就漸漸消退。現在我覺得好多了，只是還很無力，一時無法從浴室起身。我跪在馬桶前，盯著漂浮在水面上的奇怪塑膠碎片。

我嚇壞了。這個景象實在是太荒誕，我剛剛竟然吐出了這些塑膠碎片！

為什麼他們會做一個滿是塑膠的披薩？下毒！他們想要毒死我們！

昨天晚上，六月十六日，我接受了最後一次的免疫療法，落實矢志完成的整個臨床試驗療程。爲此，我們慶賀了一番。達成目標當然讓我心情雀躍，但同時我的身體也非常疲累。我覺得自己就好像是剛以全班最高分畢業的大學生，又或者是衝過馬拉松終點線的跑者。我終於完成了整個免疫療法的療程！歷經十二週的努力，我終於挺過這套治療的種種不適——遍布全身的搔癢皮疹、腸胃問題、甲狀腺功能罷工。昨天我們在醫院耗了很久，是接受四次免疫療法中，歷時最久的一次。總共花了超過六個小時以上等待血液檢測、等待醫師、等待免疫療法的藥物從藥房送來，然後再讓這些藥物透過靜脈輸液，用極緩慢的速度一滴一滴流入我的靜脈。結束之後，我和米瑞克都累壞了，我甚至沒有力氣再自己做晚餐。因此，在從醫院返家的路上，我們做了一件很少做的事：在附近的餐廳外帶一份披薩回家當晚餐。

我們鮮少到餐廳吃飯或外帶食物回家。我倆都比較喜歡吃我自己煮的食物，而且烹飪也是我最大的樂趣之一。在美國，我在食材的選擇上享有先前在波蘭無法想像的自由，這一點讓我更樂於下廚。多年來，我一直親手料理三餐。不論那天我過得怎樣，就算是我剛做完乳癌化療、處於乳房切除後的復原期，或動完大腦手術的時候，我都會親自洗手做羹湯。每次完成馬拉松或是鐵人三項的賽事，回到家時雖然已經精疲力盡了，我還是會滿心愉悅地準備晚餐。通常，我會做一些簡單又健康的菜餚，例如：炒時蔬義大利麵佐帕瑪森乾酪；烤魚、烤馬鈴薯和芝麻葉沙拉；辣味雞丁炒甜豆、番茄和洋蔥等。我和米瑞克都喜歡坐在我們寬敞的飯廳裡用餐，往外眺望環繞房子的樹林，再搭配一杯——或者該說一瓶美酒，細細品味整份餐點。餐間，我們會各自分享當天經歷的事，重溫公路賽的比賽經過，或者是討論我跟卡夏、維特克、瑪麗亞閒話家常的內容。這是我們最珍貴的時刻，也能在這段時間裡徹底放鬆，了解彼此的狀況。一般來說，我們的晚餐至少都會吃上兩個小時，然後在用餐結束後，一起喝上一壺香氣濃郁的熱茶。

此刻，當我盯著馬桶裡的塑膠碎屑時，我忍不住懊悔自己昨晚爲什麼要打破過往的用餐習慣，買外食回家吃。

餐廳的披薩塞滿了塑膠！這些全是塑膠袋碎片！他們這麼做都是為了讓披薩看起來更大，好收更多的錢！我早就該發現他們的詭計！披薩上的乳酪太白了，白得很詭異。它融化在披薩表面的紋理也很奇怪，不可能是真的食物。整塊披薩吃起來的口感也不像真正的披薩那樣爽脆。我記得當時底部還浸著某種奇怪的液體，沒想到他們竟然還在披薩表面撒了這麼多嚼不爛又不能吃的塑膠！

我又驚又怒。

我們中毒了！

「米瑞克！醒醒！」我跑進臥室。「那塊披薩有毒！它是用塑膠做的！」

他從床上坐起，試圖安撫我的情緒。

「那塊披薩沒有毒。」他柔聲說，「它雖然不是很好吃，但裡面並沒有任何塑膠之類的東西。」

「不，聽我說。」我說，「我剛剛把它全吐了出來。那塊披薩是用塑膠做的！我看見塑膠碎屑漂浮在馬桶裡。那些乳酪是塑膠，餅皮也是塑膠。」

「可是我沒有任何不舒服的感覺。」他繼續安撫我，「妳不覺得，妳會吐是因爲昨天注射免疫療法藥物的關係嗎？」

「你不相信我說的話？」我變得更加激動。「我看見了！我看見那些塑膠碎片了！那會毒死我們！」

他輕輕地拍著我的背，問我要不要喝一點水。「來，先躺下，好好睡一覺吧。」他說，「醒來之後妳就會覺得比較舒服。」

我對他說，我們絕對不要再吃那間店的食物。米瑞克對此表示贊同。但當他重新躺回床上睡覺時，躺在他身邊的我卻滿腔怒火和疑惑。

為什麼米瑞克不明白發生了什麼事？為什麼他要幫披薩店說話？

早上，我打了通電話給卡夏。告訴她，街上那家披薩店意圖用塑膠毒死我們。

「媽，」她小心翼翼地說，「我想妳應該要打通電話給阿特金斯醫師或他的護理師。」我聽得出她語調中的憂慮。「一定要打給他們喔。」

「拜託，又不是我的問題！是披薩店有問題！」

為什麼卡夏不相信我說的話？

「媽？妳之後會打電話給他們嗎？」她急切地追問。

「不，我不會打，我很好。」我說，「有問題的只有披薩。別擔心，現在一切都沒事了。」

星期三和星期四早上我都自己開車上班，並在人腦資料庫裡平靜度過。星期四下班後，我先到附近的泳池游泳，然後去採買了食材。我提著大包小包回到家時，告訴米瑞克，我覺得自己狀態很好。不過晚餐後，我坐在電腦前繼續寫著我的人生故事之際，米瑞克注意到我在打字上出現狀況。他也發現我對自己的問題一無所知，因為我完全沒察覺自己文章中的部分字句已支離破碎。當下米瑞克並沒有告訴我這件事，只是逕自上樓撥了通電話給卡夏。他們談了披薩事件和那晚我頭痛欲裂的情況，對我的行為舉止非常擔心。

翌日，星期五的早晨，卡夏打電話給我。

「我眞的認爲妳應該跟阿特金斯醫師聯絡。」卡夏說，「我會寫一封寄給他的電子郵件草稿，然後把它傳給妳。妳可以把這封信轉發給他的護理師。」

幾分鐘後，我收到卡夏的訊息，信中寫著她希望我轉寄的內容：

雖然我覺得自己一切安好，但我女兒想要我向妳談談這件事。她擔心我在開車和思考（輕微健忘、忘記在正確的交叉路口轉向）方面的能力或許出現了微妙的變化。當然，這些細微的變化有可能是壓力、情緒低落等因素造成，但由於我的頭痛一直持續不斷，前幾天更是頭痛欲裂，所以她擔心這會不會是我大腦病變處周圍的組織腫脹或發炎所致。可以請妳跟阿特金斯醫師說一下這件事嗎？我希望能聽聽他的看法。非常感謝。

看完這封草稿，我簡直氣炸了。我的女兒竟然背叛我。

卡夏是一位非常聰明的醫師，我知道她心煩意亂，也很擔心我，但是她現在的所作所爲實在是太歇斯底里、過於喪失理性了。眞的管太寬！撈過界！把我寫得好像有什麼毛病一樣！

我的頭腦很好，而且生活歷練比她豐富許多。家裡每人都尊重我的直覺和判斷力。我不僅了解自身的健康狀況，也了解他們的。卡夏也許是一位經驗豐富的醫師，但她覺得不對勁的時候，還是會打電話給我。比方說，她孩子生病時，會打給我傾吐自己的憂慮和尋求我的安慰。她總是會徵詢意見。「媽，妳覺得這個情況嚴重嗎？我應該打給兒科醫師嗎？如果他燒得更厲害呢？萬一……」我總會告訴她，如果我是她，我會怎麼做。而她在大多數情況下，也都會照著我說的做。畢竟我永遠都是她睿智、值得信賴的母親。可是現在，她爲什麼會用這種態度對我？

我馬上回了一封電子郵件給卡夏：

我不可能寫這種信給醫生，或許之後我會看情況撥通電話，但請不要告訴我該怎麼做。媽媽還有能力掌管自己的命運，去做我覺得正確的事情。我知道妳很擔心我，但拜託，我的身體請讓我自己做決定。我很好!!!

過了一會兒，卡夏就回了一封電子郵件給我：

媽媽!!!我了解了!!!我會如妳所願，尊重妳的決定。

然而，我並沒有打電話給醫師。不久之後，卡夏打給我，表示她已經自行跟阿特金斯醫師他們聯絡了。不知道爲什麼，我竟然對這件事沒有任何異議。然後大約一個小時之後，我接到阿特金斯醫師的護理師打電話來，她說自己收到卡夏的電子郵件，希望我現在可以盡快到醫院一趟。她會在一小時內爲我安排緊急的核磁共振造影檢查。

「我們出發吧！去做檢查。」米瑞克說。雖然他並沒有催促我趕快動身，但他說話的方式卻讓我覺得很可疑。

為什麼卡夏要在背地裡跟我作對？而且米瑞克還隨她起舞！他們全都在跟我唱反調！

爲此我心裡十分不快，但我倒是不反對去醫院檢查。於是，我抓起車鑰匙就往門外走。

「嘿！妳現在對方向感不是有點吃力嗎？爲什麼不乾脆好好休息，讓我來開車呢？」米瑞克提議道。

「我一直以來都自己開車！」我反駁他的提議，逕自坐上駕駛座，米瑞克只好不情願地坐進副駕駛的位置。

不過，上高速公路不久後，米瑞克就開始大喊：「小心！看路！」

他是在幹什麼？

「妳沒有開在車道內！」他大叫，「把車開在車道中央！不，不，妳現在又越線了！開回妳原本的車道！開回妳原本的車道！」

「我開得很好！」我堅持，「是你從副駕駛的位置看，才覺得我越線了。爲什麼你要一直念？你就不能安靜地坐在旁邊嗎？」

可是此時後方的車輛按起喇叭，我才發現自己快要撞到左側的卡車。千鈞一髮之際，我趕緊將車頭略往右偏，避開了一場事故。面對我的舉動，米瑞克在一旁束手無策地用雙手捧著頭。

「噢，拜託，別這樣。」我說，「又沒發生什麼事。這沒有什麼大不了的，用不著放在心上。」

所幸接下來的路程我們都沒再發生什麼驚險的意外，平安抵達喬治城醫院的核磁共振造影中心。一位護理師將針頭插入我手臂的靜脈裡，好讓顯影劑流入全身血管。我躺在狹窄的檯面上，一位技術人員把我推入核磁共振儀附有強大磁場的狹長艙體。我的頭被固定在一個塑膠製的框架裡，身體則被白色的毯子裹住，整個人宛如一尊木乃伊。

核磁共振儀啓動時，那些包埋在機器裡，我看不見的線圈響起龐大的噪音，在周圍產生強大的磁場。在艙體裡，我看不見任何東西，但我就這麼一動也不動地躺著，任由腦袋的思緒隨意奔馳。我耳邊不斷聽到核磁共振儀發出的敲擊聲，以不同的節奏和輕重持續環繞在四周，讓我心中湧起一股奇特的放鬆感。我喜歡這種孤獨感，讓我覺得既舒適又安心，很享受這段蝸居在狹小空間的時刻，因爲它暫時替我將外頭世界的紛擾隔絕在外。

一個小時後，核磁共振造影的檢查結束了。我穿好衣服走出檢查中心時，發現米瑞克正在醫院的廊道上等著我。

「檢查完了。」我說，「我們回家吧。」

我們還沒走到停車場，米瑞克的手機就響了起來。

「什麼？爲什麼？」他說，「噢，好，我們會馬上到那裡。」

他掛上電話，轉頭對我說：「我們必須立刻去一趟急診室。」

「爲什麼？發生什麼事了？」

「護理師說妳的大腦非常腫脹。」米瑞克說。

就在我們邁步往急診室走去時，我發現那陰魂不散的頭痛又回來找我麻煩了，而且還變本加厲地在折磨我。

到了急診室，他們迅速把我帶到後方的一間病房檢查血壓。我的血壓非常高，所以他們又把我帶到一個由布簾隔起的小隔間。我躺在病床上，急診室裡各種可怕的聲響穿透薄薄的布簾，將我整個人包圍起來。我聽見隔間外有人在奔走、喊叫、哭泣和尖叫。我又歷經相同的場景了，和我五個月前剛發現自己腦袋裡有一顆正在出血的腫瘤，是相同的場景。

不同的是，這次我心中沒有一絲憂懼。事實上，我完全不明白爲什麼我們要待在這裡。米瑞克的目光傷痛，表情不安，但我想不出是什麼原因讓他如此愁苦。我試著說笑話給他聽，想要逗他開心，可是他的表情並未因此產生任何轉變。他始終靜靜看著我，並緊握著我的手。

過了一陣子，我的腫瘤專科醫師阿特金斯醫師走進了我的小隔間，身邊還跟著兩名護理師。他們用極其哀傷的眼神看著我，讓我不禁認爲是不是有什麼誤會。我不該有什麼足以讓他們擔心的狀況才對——爲什麼他們要這樣？

「核磁共振造影的結果顯示，妳大腦裡有新的腫瘤。」阿特金斯醫師說，「免疫療法沒有對妳發揮作用，我眞的非常遺憾。」

我將目光一一掃過他們的臉龐。米瑞克一臉陰鬱，阿特金斯醫師看起來則萬分沮喪，好像他把我搞砸了一樣。

我可憐的醫師。他完全不曉得我的狀態——我好得很！

「妳的大腦組織還出現嚴重腫脹和發炎的狀況，」阿特金斯醫師繼續說，「我會馬上開一些高劑量的類固醇藥物，減輕大腦腫脹的狀況。我也會幫妳安排住院的事情。」

噢，阿特金斯醫師——我很難過他出現這種反應，但是我想向他證明自己一切安好。

「不，不，請等一下，」我說，「我不想使用類固醇藥物。據我所知，類固醇會降低我的免疫反應，還會干擾我的治療。我**知道**免疫療法對我產生幫助了。我**真的知道**。我很遺憾大腦出現了發炎現象，但你知道這本來就有可能會發生。接受免疫療法時、在病情好轉前，本來就常常會有這種癌細胞反撲的情況。拜託，別擔心，我會好好的。」

我看向阿特金斯醫師，然後望向米瑞克，他雙眼盈滿淚水。另外兩名護理師的表情看來好像也快哭了。

他們的不安根本毫無道理！讓我好好來跟他們解釋我的狀況，說不定他們就會比較安心。

「這個治療開始發生功效的時候，腫瘤的體積常常會變得比較大，」我說，「我記得有好幾篇科學文獻都這麼寫過，而且我發誓這是前幾週讀到的資訊。你們透過核磁共振造影看到的腫瘤，或許比它們的實際大小還大，因爲我的T細胞正在擊退黑色素瘤細胞，並殲滅它們。現在看到的，就是大腦正在爲此開戰的證據。我們必須給我的身體一些時間，讓它去整理這片可怕的戰場。此刻我們要做的就只有等待。相信我。」

然而，阿特金斯醫師搖了搖頭；他們全都看著我，然後當他們的目光從我身上移開時，眼中都泛著淚光、表情嚴肅。他們聚在一起低聲交談，沒有認眞把我的話聽進去。之後，他們在我床邊彎下腰，檢視我的臉龐，面露憂心。

我感到非常難過。我希望他們可以理解，我說的話是對的。

米瑞克告訴我，卡夏已經在從紐哈芬來這裡的路上。幾個小時後，她抵達醫院，到我被轉入的病房探視我。看到她時我大吃一驚，連忙出聲要她安心。「卡夏，噢，寶貝，妳不該這麼做的！我眞的很好。」她的眼淚掉了下來。原本卡夏要跟傑克和兩個男孩一塊去義大利度假的，這是他們一年前就規畫好的行程。但聽到我的消息後，她馬上取消行程，飛奔而來。我很開心她可以跟我們在一起，但我被她的決定和她突然湧現的情緒嚇了一跳。

「這一切都只是大驚小怪，」我告訴她，「我很好！我很好！」

卡夏到醫院的時候，天色已近乎全黑。她爬上病床，如一月時那樣緊偎著我，此時她的身心也如當時那般疲憊、低落。我很喜歡這種跟她緊緊相依的感覺，但我還是不明白自己目前的狀況有什麼急迫性。我不曉得要怎麼說服她、米瑞克和阿特金斯醫師，表示我的狀況實在是沒有理由這麼讓大家焦躁不安。

幾個小時之後，米瑞克和卡夏返家休息，並告訴我明天早上會再來看我。「當然了！」我歡快地說，「我會好好的。我不需要任何東西。不要擔心我，慢慢來——早上你們可以先騎個腳踏車到處晃晃。」其實那時候我既沒有牙刷，也沒有任何盥洗衣物，但我卻依舊心情愉悅、感覺良好。頭痛感不知何時消失了。幾個小時後，我傳給他們一張我穿著病人服、展露笑顏躺在病床上拍的自拍照。

只是，當晚我睡得並不安穩。待在醫院的夜晚，一直都很難讓人入眠——有太多騷動、噪音、燈光和機器發出的聲響。清晨時分，我被一位檢視我生命徵象和更換點滴袋的護理師吵醒。從睡夢中被吵醒讓我很生氣，而且我覺得飢腸轆轆——非常、非常餓。

「何時供應早餐？」我問。

「快了。」她回道。

「可是我餓了！」我說。

我餓了。我想要吃飯。

這是我腦中唯一的想法。

七點鐘，早餐還是沒來。八點鐘和九點鐘的時候，我的早餐依舊不見蹤影。於是當那名護理師再度現身時，我再也受不了，直接對她開炮。

「怎麼可能早餐到現在都還沒送來？」我罵道，「這間醫院的供餐系統實在是太糟糕了。我的保險一天要替我支付好幾百美元的住院費，說不定光是早餐就花了我一百

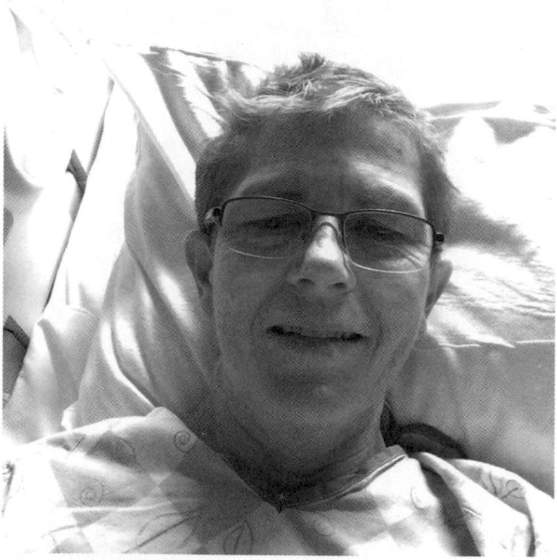

我從喬治城醫院傳給我丈夫和女兒的自拍照。

美元，但是它現在竟然還遲遲沒有送來！簡直是糟糕透頂！」

之後我就不斷跟每一個到我房間的人抱怨這件事。十點鐘，我還是沒吃到早餐，卡夏和米瑞克也還沒來看我。終於跟他們通上電話時，我怒不可抑地向他們表達憤怒，不僅他們還沒來，我也遲遲沒有東西可吃。結束通話後，我推著點滴架走到護理站，跟他們索取我的餐點。護理站的護理師解釋，因爲我是新進的病患，所以點餐和送餐的時間會比其他人久一些。我氣炸了，攔住一位路過的醫師，堅持要他聽完我喋喋不休的抱怨：「沒有早餐！眞是太不負責任又令人可恥的行爲。我的保險可是有支付餐點的費用啊！」

不論是護理師或是病人，沒有人逃得過我的抱怨轟炸。他們全都必須聽我的早餐怨言，而且我確定他們一定都有聽進去。

最後，早上十點三十分，醫院的工作人員送來我的早餐。此時，米瑞克和卡夏正好也帶著我最愛的早餐——加有水果和堅果的燕麥粥——來看我。一開始，我先狼吞虎嚥地吃著醫院的早餐，然後又把家人帶來的食物一掃而空。然而，我的心情還是開心不起來。我一而再再而三，不停地向卡夏和米瑞克抱怨早餐遲遲未送到的事。我把這件不講道理的事當成問候語，對每一位進來檢視的護理師和醫師講個沒完。他們試著問我有關頭痛和其他醫療方面的狀況，但我只想告訴他們，我的食物來晚了。更重要的是，我還是很餓！他們難道不能多送一些吃的給我嗎？

我看到卡夏的表情痛苦不堪，她要我別再說早餐的事了。「媽，妳不曉得自己現在病得很重嗎？」她說，淚水從眼眶湧出。「妳的大腦裡長了新的腫瘤。爲什麼在這種生死交關的時候，妳還要一直執著於早餐或是食物這類不重要的事情呢？」

我不敢相信自己聽到的話。「早餐不重要？」我反駁道，「它當然重要！它對**我**很重要！」

卡夏離開房間。我聽到她就站在門外，跟一位剛剛進來檢視我的醫師講話。當她再次走進房間時，眼淚掉個不停。我對她的情緒反應完全摸不著頭緒。

「爲什麼妳要談論腫瘤這種令人難過的事？」我跟她說，「它有什麼意義？我能對它做些什麼？妳反應過度了。」

「媽，妳病得非常重。」她回應，「妳自己沒感覺嗎？」

「妳太大驚小怪了。冷靜點！」然後我說，「整個世界都在跟我唱反調！」

「我不再認識妳了！妳已經不是我這輩子所知道的那個媽媽！」她繼續嗚咽地說。

我默默地凝望遠方。

大家都不愛我了。我簡直不敢相信他們竟然不理會這一場糊塗的醫院早餐！早餐怎麼可以十點半才送來？那我們付住院費是為了什麼？

在醫院，我持續快速掃光餐盤上的所有食物，同時還要求我的家人帶更多的食物給我。我發現醫院的鹹味餅乾特別令人垂涎三尺，我總是大口地吞下，並想要索取更多。此時此刻，任何食物在我眼裡都美味無比。

隔天，六月二十一日星期日，大約下午三點，院方同意讓我出院。我依然必須服用高劑量的口服類固醇，幾天之後還要跟阿特金斯醫師會診，聽他解說詳細的病況並討論治療的方式。在此之前，等待是我們唯一能做的事；這段期間，我們家裡沒有半個人提到進一步治療的可能性。死亡就像幽魂一般，盤旋在我們之間。

回到家之後，我還是覺得非常餓，並堅持要自己做晚餐。不過在我準備餐點的時候，碰上了一些麻煩。我找不到鍋碗瓢盆和任何做菜需要用到的東西。當米瑞克提議由他來做這頓飯時，我要他別插手。卡夏也試著要幫忙，但我不斷對她的付出極盡挑剔之能事，所以後來她也默默地退出廚房。那頓晚餐，我們三人就在近乎寂靜的狀態下吃完了。

接下來幾天，我發現對我來說，準備三人的餐點越來越困難了。我搞不清楚到底該怎麼把平常我和米瑞克用的兩人份食譜，調整成三人份，好做出卡夏也可以吃飽的份量。我也忘了食譜中食材的份量與比例，即便是最簡單的水煮義大利麵也不例外——我不曉得煮義大利麵時，水和麵的比例該是多少，煮麵水裡又該加多少鹽巴。除此之外，我還徹底喪失了規畫的能力；我無法安排食材的料理順序，才能順順地做出整份餐點，甚至搞不清楚哪些食材該用在哪些菜餚裡，還有放入菜餚的時機點在何時。就連好幾年我連續每週都烤的麵包，我也不會做了。那是一款用波蘭酵母菌製作的麵包，不論我嘗試多少次，就是想不起來該怎麼做。

儘管如此，我只會在當下感到挫敗，並不會由此醒悟到這些狀況可能意味著什麼。我就像完全忘了僅僅在幾週前，自己還非常擅長這些事務的樣子。換句話說，我絲毫沒有察覺到自己做不出最愛料理的事實，其實與我腦袋裡的嚴重問題有著重大的關聯。

縱使我對廚房的事務很吃力，但我對食物的癡迷並未退散。六月中到七月初的這段期間，我的體重整整增加了快五公斤。只不過這件事一點都沒有造成我的困擾，因爲我一月動完大腦手術後，身形非常瘦，體重只有五十四公斤，是我成年以來最瘦的時候。可是沒多久，我的體重就快速飆升到六十三公斤。就我一六五公分的身高來說，這個重量已超出我對自己體重的標準。然而，對此我也毫不在意，因爲類固醇常會讓服用者體重上升；殊不知，這只是我體重飆升的部分原因，最主要還是因爲我無法克制自己的食欲。其實我並不是眞的肚子餓，而是單純覺得這些零食看起來很可口，所以想要把它們通通吃進肚子裡！只要我開心，有什麼不可以？

卡夏擔心我吃進這麼多糖分有害健康，所以婉轉地建議我，或許我應該試著控制自己如無底洞般的胃口。身爲一位內分泌科醫師，她特別注意我這方面的問題，因爲我在服用類固醇，如果攝取過多的糖分有可能會造成高血糖。

「媽，拜託。」卡夏說，「妳不會是想要把這所有的冰淇淋都吃完吧？」

「別管我。」我回道，「妳不能告訴我該吃什麼，這是我的事，與妳無關。」

當時我們沒有一個人知道，我對食物的狂熱是額葉出狀況的典型徵兆。因爲就我的情況來說，類固醇本身也會增加服用者的食欲。患有額顳葉失智症的人常常會在短時間內大幅變胖，因爲他們對食欲踩煞車的抑制系統失能了。額葉皮質正常運作時，我們有能力衡量滿足自身欲望的利弊；但當額葉的這項功能關閉或壞掉了，我們就會隨心所欲地做自己想做的事，完全不會去考慮可能的後果。

我愛甜食，所以我要吃它們——沒有什麼好說的！

葡萄乾麵包的麵團

六月二十四日，星期三。卡夏、米瑞克和我一起來到阿特金斯醫師的辦公室，準備一起了解我接下來該怎麼做。我滿心好奇會聽到醫師說些什麼。類固醇給了我滿滿的活力，我覺得整個人的狀態好多了，我知道不管有沒有什麼新的腫瘤，我的病情都正在好轉中。

報到的時候，我對櫃檯的接待人員親切微笑，但卡夏和米瑞克可沒這樣的好心情。在阿特金斯醫師的護理師來等候室找我們之前，他們倆一直都一臉嚴肅地坐著。

「哈囉！」我歡快地和她打招呼，「很高興再見到妳！」

她給了我一個苦澀、一閃即逝的微笑，然後就領著我們進入檢查室。

阿特金斯醫師進入診間時，表情極爲沉重。他請我們坐下，他的三名護理師凱莉、布莉姬特和陶樂西則站在他的身側，面帶哀愁。

「午安！」我語調輕快地說，想要大家開心點，「你要說的消息到底有多糟？」

「如妳所知，」阿特金斯醫師說，「妳的大腦裡長了新的腫瘤——」

「我們只需要解決這個問題就好了，」我打斷他的話，「我先前就長過新的腫瘤。它們最後都會萎縮、消失，相信我。」

布莉姬特，最靠近門邊的護理師，終於克制不了自己的淚水，流下兩行淚。她把臉轉向我們看不見的地方，匆匆用手抹去滑落臉頰的眼淚。

「眞的！這沒有什麼大不了的！」我要他們放心，「我告訴你們——」

「從核磁共振的影像看起來，妳的大腦裡現在至少有十八顆腫瘤。」阿特金斯醫師說。

卡夏倒抽一口氣。

「就跟妳知道的一樣，妳在加入這個試驗之前，就已經有了三顆腦瘤。」阿特金斯醫師說，「而在妳接受最後一次核磁共振造影之後，又再長出十五顆新的腫瘤。」

「十八顆？」卡夏說，她的聲音在顫抖。米瑞克神情緊繃地坐在我身邊，但一句話都沒說。

「噢，我不認爲有這回事。」我說，「你看到的可能是其他東西，像是發炎的組織或是——」

阿特金斯醫師打斷我的話，請我們一起到他隔壁的辦公室看我的掃描結果。卡夏跟著他走了出去，但我沒有追隨他們的腳步，米瑞克則是在我身邊陪著我。他們從隔壁辦公室重返檢查室時，我看見卡夏的雙眸淚光閃閃。

掃描影像顯示，我的大腦裡散布著許多細小但明確的黑點。阿特金斯醫師告訴我們，這十八顆腫瘤就跟葡萄乾差不多大。他還說，其中比較大的腫瘤都長在我額葉和頂葉的位置，但也有少許腫瘤潛伏在顳葉、枕葉和基底核（一群位在大腦基底的大腦結構，有助於協調動作）的位置。後來卡夏跟我提起那次掃描結果時，她說我的大腦在影像裡就像是一團葡萄乾麵包的麵團。

阿特金斯醫師說，最大顆的腫瘤位在額葉上，有杏仁粒這麼大。

「難怪妳變得這麼不像妳。」卡夏輕輕地說。

「哪有，卡夏！我一點都沒有變！」我說。

阿特金斯醫師對卡夏點了點頭，繼續說：「這份掃描顯示妳的大腦裡有大片的模糊、發白區域，表示妳有很大一部分的大腦組織正處於非常腫脹的狀態。」

「媽，我愛妳。」卡夏用波蘭語說。

「但這些類固醇藥物會停止腫脹的情形！我已經覺得好多了！」

說，臉上露出大大的笑容。

我看向米瑞克，他默默地注視著我。

我看向護理師，她們的眼眶全都再次蓄滿了淚水。

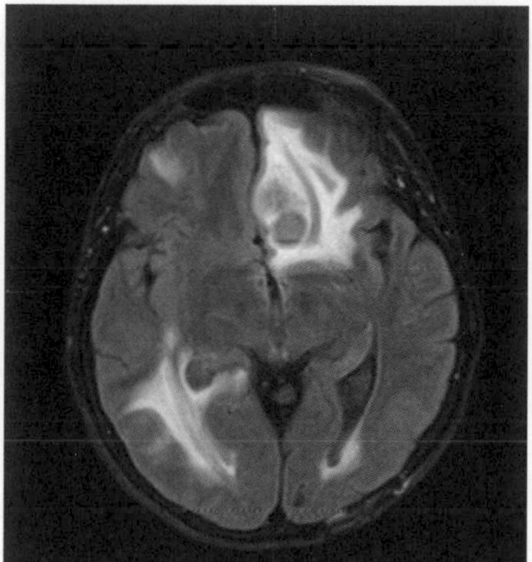

六月十九日完成的腦部掃描影像，阿特金斯醫師在這份掃描影像裡發現我大腦裡的新腫瘤，還有嚴重腫脹的狀況。影像中白色的區塊就是大腦腫脹的部分，腫瘤則是那些圓形的斑點。在這張影像中，最清晰的一顆腫瘤，就位在影像上半部，正好落在我的額葉皮質上。

為什麼他們都這麼悲觀？實在太大驚小怪了。實在是沒有必要用這麼低落的情緒看待這些現象。

「我很遺憾這套免疫療法沒有發揮效用。」阿特金斯醫師又對我說了一次。「我眞的很希望它能對妳的病情有所幫助。」

再也沒有人開口說話，沉重的氛圍開始在整個空間裡蔓延。但我才不會就此放棄。

「好吧，我了解了，所以接下來該怎麼辦？」我問。「我們能做些什麼？」

「我們會先以放射治療處理這些腫瘤，」他說，「我們的放射腫瘤專科醫師尙恩．柯林斯醫師會盡速跟妳連絡。」

可是我們都知道放射治療並無法根治。

「然後呢？」我問。「如果它沒辦法消除我的腫瘤呢？」

阿特金斯醫師欲言又止。

「拜託，請坦白跟我說。」我說，「之後我會怎麼樣？」

我不帶任何情緒發問，口氣就像是一名科學家在詢問一個裝在罐子裡的標本一樣平靜，彷彿現在我們在討論的問題跟我的生死毫無關係。

「萬一妳大腦腫脹的比例越來越高，腦部受到的壓力就會越來越大，之後妳很可能會陷入昏迷。」阿特金斯醫師說。

昏迷？我不覺得昏迷有什麼可怕。它聽起來很舒服，就像睡覺一樣。

「然後呢？」我問。

「然後——最終妳會死亡。」他悄聲地說出這句話。

「了解。」我說，「那麼在這段期間我該做些什麼？我能先做些什麼準備？」

我繼續以不帶任何情緒的口吻問著這些問題，宛如我現在只是在徵詢如何改善露臺防水防風的係數。

他看起來一副不太確定該怎麼回應的樣子。最後，他開口，「是時候該做出最壞的打算了，妳應該開始安排妳身邊的事務了。」

他說完這句話後，除了我之外，房裡的每一個人眼裡都泛著淚光。

我一點想哭的感覺也沒有。

「了解。」我點點頭。「我喜歡依計畫行事。我會先安排好自己的相關事務。」

才剛說完，我就立刻想到，我根本不需要再去安排什麼，因爲實際上，早在幾個月之前，我初次被診斷出罹患腦癌的時候，我就已經整頓好這些事了。了解到自己早已做好萬全準備的事實後，我整個人瞬間覺得既平靜又安心。

不過其他人可不是這麼想，他們看起來全都身心交瘁。

他們想得太糟了。我很好。之後他們就會明白，我真的很好。

開車回家的路上，卡夏、米瑞克和我都沒有再談到與死亡有關的話題。老實說，一路上我們根本沒說什麼話。

我坐在副駕駛座上，腦袋裡一直想著先前在科學期刊上看到的那些免疫療法資訊。我很確定不論是大腦的腫脹，或是新長出的腫瘤，都是治療過程中暫時性的結果，這些都是贏得成功療效前必然需要經過的。我想起某份研究描述的個案——那些個案的腫瘤會先脹大，接著就會萎縮並消失。我記憶的能力尚未完全喪失，所以我的態度一直因爲那些曾看過的成功個案而保持樂觀。

就我研究思覺失調症的長久經驗來看，我知道大腦的問題會導致患者缺乏判斷力，以及無法辨別自身的精神缺陷。然而，就在此時此刻，我多年的專業經驗全都派不上用場，它們並沒有幫我看清楚事實的眞相：我正漸漸喪失了心智——還有我的生活。

我算不出來……

幾天之後，六月二十八日星期天。卡夏和我到住家附近的一間美國連鎖家飾建材零售店「家得寶」，打算買些花。

藍色。橙色。粉色。紅色。白色。

我們走到園藝區的棚架下時，眼前展列著各色鳳仙花屬的花卉。

「媽，我們已經在這裡看了十五分鐘了，」卡夏說，「挑幾款妳喜歡的花吧。」

我舉棋不定。我們需要多少花？我想要什麼顏色？我喜歡珊瑚色，但眼前似乎沒有一款色調接近的花卉。這算珊瑚色嗎？我不太確定。或許算。但這些植物看起來狀況都不太好，似乎有點脫水。好吧，也許它的顏色並不算是珊瑚色，算是紅色。

卡夏挫敗地嘆了一口氣。

我下不了決定。我放棄了。經過半小時的細細審視，我終於選了一些略帶紫色或淡紅色的花卉——其實這些花到底是什麼顏色，我自己也不太確定。我們坐進我的車，卡夏把車開往附近商業區的一間亞洲餐廳，準備買一些外帶壽司為米瑞克慶生。

離開家得寶四十五分鐘後，現在我獨自一人坐在餐廳的櫃檯旁。我身邊圍繞著熙熙攘攘的人，他們用我聽不懂的語言大聲交談。適逢午餐時間，此時正是餐廳最忙的時候。這間餐廳裡充斥著來自世界各地的人，其中又以韓國人最多，他們是北維吉尼亞州郊區最新一波移民潮中，最常見的族群。出於某種原因，我發現這種嘈雜混亂的環境很有趣。

多虧這混亂的環境，才讓我稍稍從正在苦惱的事情上分散點注意力。我一直想要把某件事理出個頭緒，但想破頭也想不出個所以然。室外天氣炎熱，餐廳內也又熱又悶。空氣裡瀰漫著一股異國料理的香氣——我附近桌面上擺放著韓式泡菜、熱氣蒸騰的湯麵，還有韓式烤肉之類的醃漬肉類在桌面烤爐上滋滋作響，蒜、薑和醬油受熱蒸散的氣味飄盪在整個空間。這些料理和我們波蘭菜餚平淡無味的口味截然不同。不論是傳統的波蘭餃子，或是由甘藍、肉、洋蔥和野菇燉煮好幾個小時的褐色糊狀燉菜，都不會發出如此辛香的滋味。多年來，我們家大多不太會出現這些波蘭菜餚，只有在特定的節日才會做這些菜向波蘭的傳統致意。每當吃到這些菜，我們心中也會興起一絲淡淡的鄉愁。

米瑞克選擇用壽司做爲他生日的晚餐，因爲這是他的最愛。我差一點就忘了明天，也就是六月二十九日，是他的大日子。我每週都會打電話回波蘭，跟我八十七歲的母親聊聊天，今天早上我按照慣例打給她時，她問我：「米瑞克是明天生日嗎？」我完全想不起來。我知道每年的這個時候是我們家族的重要日子，因爲我們會爲同在這個月份生日的米瑞克和我的姻親理沙德慶生。可是現在是誰的生日要到了？我完全搞不清楚。「我想是。」我含糊地回覆我母親。

爲了確定明天到底是誰生日，我問了卡夏。「明天是理沙德的生日嗎？還是米瑞克？我想不起來。」

「明天是米瑞克的生日，」她說，「里夏德的生日是在前幾天。」

對此我應該要感到驚訝，因爲我竟然想不起來我全心全意深愛、而且與我結縭近三十年的男人哪天生日。何況多年來，他的生日一直是我手機的解鎖密碼。可是現在我對這些事根本見怪不怪，因爲很多事我都想不起來了，尤其是數字和日期這類東西，我都記不太住。

由於我明天就要去做放療了，所以卡夏和我決定提前一天替米瑞克慶生。不過，現在，我卻坐在餐廳裡，目光直盯著前方。餐廳的女服務生好奇地往我這裡看，想知道我在做些什麼，我都感覺得到。然後他們帶著友善的笑容走到我身邊，詢問是否還有什麼需要他們協助的地方。我向他們道謝，搖搖頭婉拒了他們的好意。做壽司的主廚是一位瘦高、英俊的男人，他在我對面的檯面上做壽司捲；他先是把五彩繽紛的食材切成所須大小，鋪在裏有海苔片的糯米飯上，再赤手將所有食材捲起，最後在上頭擠了美味的醬料。在他把手指伸進各個裝有食材的容器時，恰好朝我這裡瞥了一眼。發現我盯著他看時，露出了一個靦腆的微笑。

他們已經給我外帶的餐點二十分鐘了，我們點的一大盤壽司捲全都裝在一個棕色的大袋子裡。壽司捲裡頭包著滿滿的各式食材，有鰻魚、鮭魚、白肉魚等等，搭配酪梨、芥末、海菜、芝麻籽和各種香料。儘管如此，我還是無法邁步離開櫃檯，因為我算不出自己到底該留下多少小費。

我猛盯著帳單看，想看出個所以然，卻沒得到任何結果。我只在這張小小的紙上看見許多字跡潦草的數字，但完全不曉得它們代表的意義。我記得小費應該是總金額的二〇％——這個念頭突然閃現我的腦海——但我不懂百分比是什麼。此刻我腦袋裡記得的事實只有一個：二〇％。可是在不曉得百分比的概念下，這個數值對我根本毫無用處。二〇％到底代表什麼？我該怎麼用它計算出小費？

我仔細檢視著帳單。我們壽司的總價是多少？我想應該是那個數字，帳單某處寫著一個七〇。如果這是總金額，那麼小費該給多少？

我的腦袋不斷繞著這些問題打轉，卻苦思不出任何答案。於是我改變了策略，開始想一些隨機的數字，然後試著將它們念出來。「三〇美元？」我低聲說。「還是二〇美元？不，這聽起來不太正確。」

我把目光投向餐廳大門，望著近半個小時前卡夏消失身影的地方。她去開車了，我記得，這樣我們就不用提著這一大盤的壽司捲走太遠。

為什麼她不回來找我？

我感到無助。我打開錢包，發現裡頭有一張十元美鈔。

好吧，說不定是十美元。

我放棄再讓自己執著於這個金額到底恰不恰當，慌亂地把鈔票往櫃檯一放，便匆匆離去。如此一來，就算我給錯了金額，也不會有人來得及把我攔下來質問。我覺得自己就像名小偷。

我步出餐廳時，卡夏已經把車停在餐廳出口附近，她一直坐在車上等我。

「媽，怎麼了？爲什麼妳在裡面待了這麼久？」她問。

我不知道該如何回應她的問題。「噢，沒事。」我說，試著聽起來若無其事。

「妳覺得小費給十美元可以嗎？」

「妳外帶餐點還給小費？」她的語氣有點驚訝。

「為什麼不給？但我有點算不出正確的金額。」

她疑惑地看了我一眼。「壽司總共多少錢？」她問。

我猶豫了一下，才說：「七〇美元。」能想起這個價錢讓我鬆了一口氣。

「妳算不出七〇美元的二〇％是多少？」

「我算不出來。」突然之間，我覺得自己的行為有點不對勁。

開車回家的路上，卡夏開始一步步測試我的計算能力。「一二〇除以三是多少？」

我想了一陣子，然後說：「我不知道。」

「十二除以三呢？」

「我——我不知道。」

「那妳算得出五加十是多少嗎？」

「十五！」我大喊，開心極了。

「十八減五呢？」

「我不知道。是十二嗎？」

一路上我們都用這些簡單的算術問題，檢視我的計算能力。最後我們發現，只要數字夠簡單，我還是能夠演算加法。可是不論是多麼基本的題目，我都無法用減法、乘法或除法算出答案。這些計算方式已遠遠超出我可以理解的範圍。

我們走進家門後，卡夏和我就沒有再談論這件事。我們三人一起吃壽司慶祝米瑞克生日時，也沒跟他提起這件事。

很久之後卡夏才告訴我，當時她看到我大腦受損這麼嚴重，行爲出現這麼大的轉變，心裡有多麼心疼。不知不覺間，我過去總是有主見又富有涵養的形象已經被腦瘤消磨殆盡；她心目中那位睿智聰明，教她數學、邏輯、誠實待人的重要性，以及如何享受人生的母親已消失無蹤。她不想要我們之間的角色有所改變。她不想要以醫師的角色檢視我的症狀、觀察我的陌生舉止，藉以判定我是不是哪裡出了狀況。她需要她親愛、有趣又能幹的媽媽，而不是眼前這個混亂、暴躁又自私的冒牌貨。

無法體會的不幸祕密

正如許久之後艾瑟醫師跟我解釋的那樣，我數學能力的缺損——醫學上稱之爲算術障礙或計算困難——很可能跟我頂葉組織的病變和發炎有關，頂葉就在大腦頂部的額葉後方。値得一提的是，組成我們大腦四葉的高度進化新皮質，有三分之二都分布在額葉和頂葉。失智症早期的患者會出現算術障礙，就跟其額葉和頂葉組織出現病變或缺損有關。

科學家已經能夠追蹤出頂葉在進行不同數字運算（例如乘法和減法）時，所使用到的相對應子區塊。因此，頂葉特定區塊出現病變的患者，也可能只會在某一方面的運算能力出現缺損。

以我的例子來說，我似乎還可以加總簡單的數字，可是我卻無法執行除法、減法或乘法等運算能力。這很有可能是因爲我腫脹的大腦只壓迫到頂葉某幾個子區塊的功能，卻沒有傷害到其他子區塊。

除此之外，阿特金斯醫師在最後一次會診時，在我的大腦掃描影像上指出的頂葉病變組織，或許也是造成我經歷其他問題的原因。

頂葉還具有處理地形記憶的能力，可以讓我們想起先前造訪過的地方有什麼樣貌和結構，或者是在腦海中浮現某個地方的地圖。同時，頂葉也與動作的規畫有關。在我們尚未熟悉執行某些事情的技巧時，就必須仰賴頂葉規畫和執行這些事務的流程。最重要的是，頂葉與我們洞察自身病態的能力有關，這一點我顯然完全不具備。簡而言之，當時我的這些功能全都受損

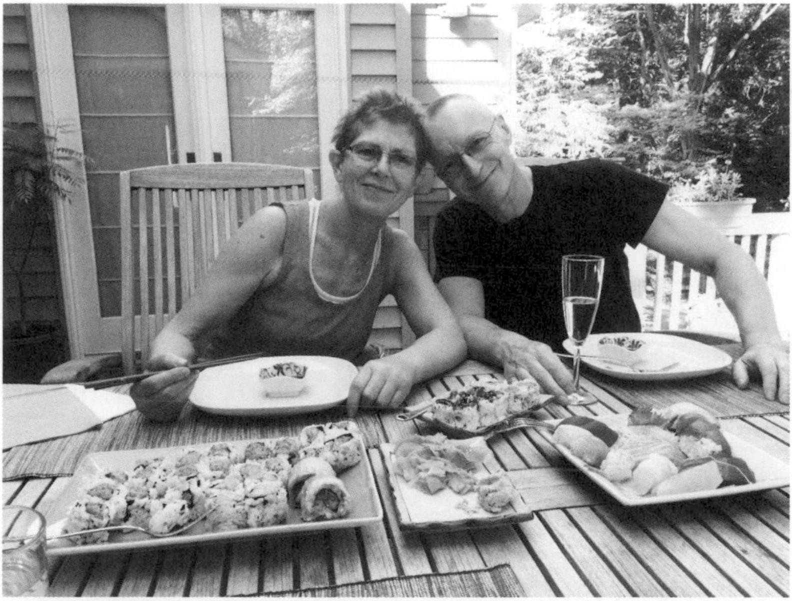

用米瑞克最愛的食物——壽司——當作慶祝他生日的晚餐。此時我剛發現自己無法算出壽司的小費，或是計算出其他簡單的數學題目。

了。

不可思議的是，儘管我的大腦喪失了這麼多功能，但我的寫作能力卻絲毫未受影響。雖然我的短期記憶不若以往，但就我的表現來看，寫作能力甚至變得比以往還要好。換句話說，我的語言能力不僅完全不受影響，還運作地非常好。加上可能是受到類固醇的刺激，我的創造力變得非常蓬勃。我每天早上四、五點就會起床，坐在床上，將筆電放在膝上開始寫作。我腦中的念頭一直繞著該如何描述自我感受而打轉。我對情感和記憶的感受非常強烈，有時候甚至強烈到一種超乎常理的程度。它們驅使我將這些強烈的感受轉換爲文字，一方面傾訴我心中奔騰的情緒，一方面我也想趁著這些生動的回憶尚未消逝前，以文字記錄下來，好分享給其他人。就像是要彌補我現實人生中的缺憾一般，我把這些感受都經由文字，一字一句地卸載到虛擬的紙張——電腦螢幕——上頭。

我寫下自己在波蘭的童年，我親愛的祖母在我們放暑假的時候，帶著我們到位在貝斯基得山的原始偏鄉生活。在一股難以抗拒的喜悅情緒中，我重拾了自己遺忘許久的兒時記憶。書寫時，我彷彿又聞到乾草和牛糞的氣味。我在林間採集菇類，踩踏冰涼的溪水，還跟祖母和年幼的姊妹一起摘取野生的黑莓。這些記憶距今已超過五十年，能如此栩栩如生地浮現在我的腦中，令我欣喜不已，我不希望它們就這麼消失。我打下一頁又一頁的文字，記錄我和姊妹還是小女孩時所居住的那個遙遠世界。這些事就如昨天才發生般，鮮明地烙印在我的腦海中。

七月瑪麗亞來看我的時候，我跟她分享了這些文字。她又驚又喜，想不到我竟然還這麼清楚地記得童年的那些往事。不過，我也發現追憶我們童年的這個舉動讓她有些哀傷，但我不曉得爲什麼。之後我才知道，原來她就跟我的其他家人一樣，心中因爲我即將不久人世，僅記憶將與他們長存的這個事實而傷感。

整個七月，我的家人輪番來探望我。先是我的姊妹和她先生；然後是卡夏；接著是我兒子和夏安，然後又是卡夏。他們一直陪在我身邊，我很喜歡這樣。對我而言，他們這樣處處關心我的舉動讓我很開心，只是他們的神情看起來都很焦慮和憂鬱。我感覺得到有什麼事情出了非常大的差錯，所以他們才會這麼常輪流來看我，可是我想不通他們究竟在擔心些什麼。自從我開始服用高劑量的類固醇後，我的頭痛就徹底消失了，這一點讓我如釋重負。正因爲如此，我對腦瘤出現多發性轉移的最新消息始終無動於衷，依舊抱持著正面樂觀的態度。

腫瘤。又長了更多腫瘤。噢，就這樣吧。今天中午我該煮些什麼好呢？

我內心幾乎被快樂塞滿。要不是因爲我察覺到某些事情令我心生不快，心情甚至還可以更好。隱約間，我感受到家人似乎知道某些我不知情的事——而這些事根本是我完全無法理解的不幸祕密。

第八章

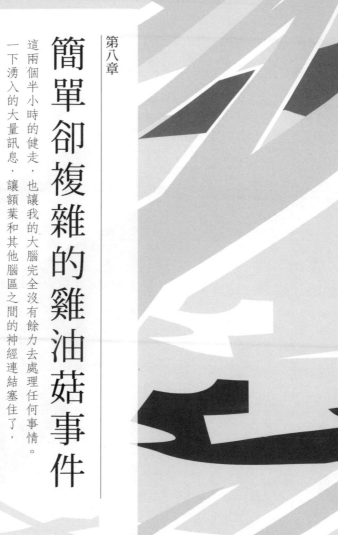

簡單卻複雜的雞油菇事件

這兩個半小時的健走，也讓我的大腦完全沒有餘力去處理任何事情。一下湧入的大量訊息，讓額葉和其他腦區之間的神經連結塞住了，就像是大腦裡塞車了一樣……

從喬治城大學醫院出院一週後，我就以門診病人的形式回醫院接受放射治療，藉以消除大腦裡約十五顆新腫瘤，還有在我參加臨床試驗前就長出的那些腫瘤。目前，我大腦裡只剩兩顆最小的腫瘤還沒有經過放射治療處理，因爲它們的體積小到一般放射療法的機器無法瞄準。

這次我將初次接受電腦刀放射治療儀器的治療。它的作業系統，跟我三月在布萊根婦女醫院動完神經手術後，接受的立體定位放射手術完全不同；這個由電腦刀執行的「電腦刀機械式放射手術系統」幾乎是以全自動化的模式進行。

此刻，我就跟三月時一樣，躺在一張附有客製面罩、固定我頭部的輪床上。這個由塑膠網眼製成、緊緊罩在臉上的客製面罩，功能跟我在接受立體定位放射手術戴的面罩相同，都是爲了牢牢固定整顆頭的位置。電腦刀機械式放射手術系統配有精密的軟體，可以在治療中透過即時的電腦斷層掃描影像追蹤腫瘤的位置，並對我頭部最細微的動作做出反應。安裝在機械手臂上的高能量 X 光儀器，會從多個方向對腫瘤射出高劑量的放射線光束；雖然它的名字有個「刀」字，但這種放療方式屬於一種不會造成任何外在傷口的非侵入性治療，整個療程也不會讓病患產生任何疼痛。在摧毀腫瘤的時候，極度精準的準確性非常重要，因爲這可以確保健康的組織不受傷害。由於任何標靶性的放射療法（電腦刀機械式放射手術系統和立體定位放射手術皆屬此類）都牽扯到精密的計算和繁複的規畫，所以整個療程一定要由傑出的團隊共同執行，主要成員包括：物理師（例如我的姊妹瑪麗亞，她是任職於波士頓腫瘤科的物理師）、放射腫瘤專科醫師（例如喬治城醫院的柯林斯醫師，還有布萊根醫院的艾瑟醫師）以及放射劑量師（負責計算放射線的劑量，並決定最佳的放射光束軌跡，把對健康大腦組織的傷害降到最低）。

當電腦刀放射系統集中火力砲轟我的腦瘤時，我盡可能一動也不動地躺著，雙眼則直盯著漆黑房間的天花板。我的思緒飄盪到牧場和林間，隨著想像中的幾只風箏漂浮在陽光燦爛的藍天。然後我在腦袋裡，用波蘭語做了一首押韻的詩，形容我大腦的傷口將逐漸被青草和盛開的紫羅蘭花填滿。同時，我這些日子以來的壓力，則會慢慢流入林間，消失無蹤。

大腦放射（自波蘭原文翻譯）

我受損的腦袋布滿猶如冬季融雪的小坑洞，

它們很快就會被泥土填滿而成為一塊花壟。
青草將覆蓋此坑洞，這裡從今將盛開花朵，
蒲公英和紫羅蘭即將一掃連日可怕的憂愁，
不幸會如流水一般從我生病的腦袋中滾走。

此舉將撫平憂慮靈魂和緩磨人的苦痛。
擁有長滿草的腦袋沒什麼好擔憂難過。
這很有趣，這讓人咯咯發笑也不停休。
這是歡笑和希望，
這不是死亡。

最後，我被送回家了。我渾身又累又僵硬，卻有種鬆了一口氣的感覺，因爲我又在這場生存戰中完成了一項艱鉅的任務。接下來這一段時間，我們除了等待和盼望外，什麼也不能做。

隔天我就輕鬆看待此事。我的心情因爲被丈夫和孩子們環繞而歡快無比——

維特克和夏安也來看我了，彷彿我們又重返了正常的生活。

回到家的第二天，我一大清早就醒了過來，雖然此時離我完成電腦刀放射治療的時間還不到兩天，但我覺得自己的狀態很強健，就像前幾週不曾發生過什麼特別的事一樣。這天是美麗的夏日，所以我提議全家一起去我們最喜愛的體能鍛鍊場地——威廉王子森林公園，做些輕度的體能鍛鍊。這座公園占地廣闊，設有數公里的健行和慢跑步道，是在經濟大蕭條期間，由公共事業振興署（編注：美國前總統羅斯福實施新政時期建立的一個政府機構，以助解決當時大規模的失業問題，是新政時期興辦救濟和公共工程的政府機構中規模最大的一個）建造。

這個月維特克、夏安和卡夏正在為即將到來的鐵人三項比賽做準備。自從一月我發現自己生病後，我的鐵人三項訓練就被迫中止。但就算如此，在對抗這場磨難的過程中，我還是從沒暫停運動的習慣——幾乎每一天，不管我的狀態如何，我都會跑步、走路、游泳或騎腳踏車。今天，一如往常，我非常想要做些體能活動。縱使現在我還不能走太快，但光是在林間散步就讓我的身心十分放鬆。再者，有這麼多我愛的人陪伴在身邊，可以讓我忘卻醫師和病房帶給我的壓力。我很需要這趟小旅行，我需要盡可能讓自己重回正常的生活。

威廉王子森林公園園區內有一條循著丘陵地勢鋪設的柏油環園道路，總長約十二公里。每次當我進行三鐵的鍛鍊時，總會騎著單車繞個四、五圈，然後再跑一圈。不過有鑑於先前腦部腫脹嚴重，又才完成治療出院沒多久，而且不到兩天前才剛做完放療，所以我決定做些輕鬆的活動：只要沿著這條環園道路走一圈就好。

「妳確定嗎？」米瑞克問，面色擔憂。

我們結婚以來，一直都互相檢視彼此的狀態。但自從我生病後，米瑞克就特別顧慮我的安危。

「我很好，完全沒有問題。」我要他放心。

米瑞克把他和卡夏的單車裝載到我們的豐田 RAV4 休旅車上，然後由我們的車帶頭，維特克和夏安的車則尾隨在我們後面。把車停到園區內習慣停的小停車場時，氣溫已經很高了。我們約定完成各自的鍛鍊後，重新回到這個停車場碰面，然後在公園裡來個午間野餐犒賞自己。除此之外，他們每人都自動表示，之後我們在這條路上碰到時，會多加留意我的狀態。

維特克、夏安和卡夏騎著他們的單車離去，米瑞克則先在我臉頰上親了一下，又抱了抱我，才踏下他單車的踏板，漸漸遠去。

我走上環園的柏油路，開始散步。我的步伐大而穩健，手臂在兩側規律地擺動。森林的氣味、鳥兒的啁啾和隨風擺動的大樹枝枒，都讓我感到無比自在和幸福。我深深地吸了一口氣，讓肺裡充滿芬芳的空氣。

大約一個小時之後，我經過一片廣大的草原，上面長滿了黃色的雞油菇。這是一種多肉的金黃色菇類，傘腹有奇特的稜紋、帶有強烈的辛辣味，是我們一家的最愛。這些雞油菇讓我想起了在波蘭的日子。我的家鄉有很多雞油菇。每到夏天，我們會在住家附近或是華沙郊區採集，更喜歡用各種醬汁烹調它們，或是單純用橄欖油炒過再配著炒蛋一塊兒吃。

我很開心可以在這裡發現這麼多雞油菇，巴不得多採一些回家享用。可是我沒有袋子裝，所以我只能繼續邁步向前走。幸運地是，沒多久我就碰到騎著單車的米瑞克。

「在後面一點的路旁有一片長滿雞油菇的草原。」我跟他說。「你可以去車上拿個袋子，摘一些回家嗎？明天早餐我們就可以搭配炒蛋享用它們了。」

米瑞克離開後，我繼續邁步往前走。大約又走了九十分鐘後，我終於繞了園區一圈，抵達停車場。

雖然出發之際我精力充沛，但歷經兩個半小時的步行，此刻我已經精疲力盡，不論是生理上或是心理上，都覺得自己好像剛跑完一場馬拉松。出於一股近乎原始本能的迫切感，我非常渴望休息和立刻進食。

但出乎我意料的是，米瑞克竟然還沒有回來。

我要打個電話給他。

可是——我想不起他的電話號碼。同時，出於某種奇怪的原因，我想不起該如何在自己的手機裡找到他的電話。我笨手笨腳地滑著手機，突然忘了自己要幹嘛。

我現在是要做什麼？噢，對了，我想要打電話給米瑞克。但是他的號碼在哪裡？我該怎麼打給他？

我胡亂地點著手機螢幕，試著理出頭緒。在這段期間，我必須一而再、再而三地提醒自己，才能知道我現在到底想要做什麼。最後，我在電話簿裡找到了米瑞克的電話，撥了電話給他。

「這裡有好多雞油菇！」他興奮地說。「我採了一大袋。」

「我們現在該吃午餐了。」我生氣地說。

「好呀！」他說，「我在這裡等妳。」

「不，不要！**你來這裡找我！**」

「我不能騎單車帶這些雞油菇回去，它們會被壓壞。」他回道，「我會在這片草原的路邊等妳。」

等到我們結束通話後，我才發現自己根本不知道該怎麼找到他。這座公園就像是我自家的後花園一樣，多年來我已經在這裡騎過、跑過和走過許多次，對這條路瞭若指掌。況且一個多小時之前，我才跟米瑞克說要在哪裡找到那些雞油菇，現在我卻一點也想不起來該去哪裡找他。開車過去像是一件不可能的任務，此舉完全超乎我的能力範圍。

我拿著手機站在原地，怒火中燒。**我到底該怎麼找到他？**

我決定打電話叫他回來。但，再一次的，我搞不清楚要怎麼找到他的號碼。

我似乎無法清楚思考。

我該怎麼打給他？

我非常努力集中精神，然後不斷嘗試。歷經百般努力之後，我找到了他的號碼。但此時此刻，我感到非常挫敗，憤怒的情緒也更爲高漲。

「米瑞克，立刻過來！」我厲聲說，「我不知道你在哪裡！」

「只要沿著這條路開，妳就會看到我了。」他說。

「往哪邊？」我問。

「親愛的，這裡是單向道。」他說。

他的話讓我更加困惑。「單向」是什麼意思？它對我毫無意義。雖然過去我曾開過這條路數十次，但開到米瑞克那裡宛如一道難解謎題，讓我百思不得其解。

「我不知道你在哪裡！」我語調上揚地複述這句話。

「這是一條環狀道路，沿著這條路開就對了。」他說，然後就掛斷了電話。

我站在原地，怒氣蒸騰。我找著他的號碼想叫他回來；這一次我甚至花了比之前更久的時間。

「你在哪裡？」我問，語調近似怒吼。

「我跟妳說過了！」他說，「妳只要上車，然後來載我。」

「不，不要，你自己回來。我累了！」

「如果妳能開車過來，可以節省很多時間。」他說，火氣也有點上來了。

這個時候，夏安完成了她的鍛鍊，回到停車場，她一臉詫異地聽著我和電話另一頭的米瑞克爭論不休。之後我告訴她為什麼我會這麼不高興的原因，然後嘟嚷道：「我不知道他在哪裡！」於是她提議由她開車去接米瑞克。

「不要！」我生氣地說。「讓他跟那些愚蠢的雞油菇看著辦。」

「不然我們一起走一小段路，」她柔聲提出建議，「等維特克回來跟我們碰頭。」

可是我不想跟她一起走。我氣炸了。我決定自己去找米瑞克。我坐到駕駛座上，發動引擎。可是我該往右開還是往左開？米瑞克說的環狀道路是什麼意思？我的腦袋完全無法理解。

最後，我隨意挑了個方向，然後沿著這條路前進。

我滿腹疑惑，心情越來越焦躁。這些樹、這些草原看起來都似曾相識，可是我卻辨別不出這裡是什麼地方。另一方面，無論我多努力想要從腦海深處找出「環狀道路」代表的意義，卻始終想不出任何蛛絲馬跡。

我開得非常慢，惱火的情緒也一點一滴地上升。我開始在心中苛刻地檢視米瑞克的行為。

我累了，我需要馬上吃東西，但他卻要我去找他？他或許也在這片陌生國土的巨大森林裡迷路了。這都是他的錯——他給我報錯路了！

我看到卡夏和維特克沿著這條路朝我跑來，他們已經結束了單車部分的訓練。以往見到我親愛的孩子都會讓我心情飛揚，但這次我反常的沒有任何開心的感覺。我停下車，卡夏開門坐了進來，至於維特克則繼續向前跑，打算到停車場和夏安碰頭。

看到我一臉怒容，卡夏問，「媽，妳爲什麼這麼生氣？」

「米瑞克拖太久了！我想回家！可惡！該死的菇！」

「他在採菇，」她安撫我，「我們就快到那裡了，媽。」她給了我非常簡單的指引——妳只需要沿著這條路直直開就好——但我也對她發脾氣。

「妳怎麼能這麼肯定我非得直直開？」我說，「妳的話讓我很煩。爲什麼我會搞不定這條愚蠢的環狀道路和這座公園，還有所有的東西？」

她的雙眼蓄滿了淚水。「我們都在這裡陪著妳，」她說，「爲什麼妳要這麼生氣？」她又問了一次。

「因爲他遲遲不見蹤影！」我近乎尖叫地說。

然後，米瑞克出現在我們眼前，站在路邊笑著對我們揮手。他的單車靠在一棵樹上，手裡則提著滿滿一袋的雞油菇。他先把自行車放到車上，才帶著他的戰利品坐進車子。一開始，他並沒有注意到我的惡劣情緒。

「妳看看我採到多少！」他高興地說。

我看都不看一眼，只想把這些雞油菇丟到車窗外。

「我要吃飯！」我大喊。米瑞克吃驚地看著我。

卡夏提議換她開車，我累得沒力氣跟她爭辯，所以默默地坐到副駕駛座。開往野餐地點的路上，我都如石頭般靜默不語。維特克和夏安已經在那裡了，等他們鋪好桌巾、打開裝有三明治、水果和燕麥棒的餐盒時，我覺得自己已經氣到冒煙。我們快速地吃著，沒什麼說話，因爲我莫名的怒火令他們感到不安。食物對我的情緒有些許的幫助，但我仍舊非常疲累，並對整個世界感到不滿。

回到家，維特克去清洗那些雞油菇，我則上樓去小睡了一下。

一小時後，我醒了，走到廚房準備做晚餐。烹飪對我的難度與日俱增，此刻，我站在廚房裡，卻想不起自己該做些什麼，即便是最簡單的步驟都不知從何下手。

「鍋子放到哪裡去了？湯匙呢？」我咕噥著，「爲何我什麼東西都找不到？」

所有東西都不見了！我的家人背著我悄悄把廚房裡的東西移位了！我猛然關上抽屜，並狂暴地打開所有櫥櫃。

都放錯位置了！所有東西的位置都變了！為什麼他們要這樣對我？

後來我終於找到我需要的東西。然而，當我要開始做菜時，卻發現做過上百次的簡單菜餚，看來就像是一道複雜的數學方程式。

我努力回想著那道菜要用到的食材，並想在食物櫃裡找到它們。可是這眞的太難了！我的情緒變得更加激動，開始連聲咒罵和猛力捶打櫥櫃的門。米瑞克在一旁偷偷地觀察著我，自告奮勇要幫我完成這些工作。

「不！」我大聲說。「我要做晚餐！我永遠都會自己做晚餐！我不會因爲你們把所有東西移位而停止親自下廚！」

我設法做出了一些奇怪的料理，他們拘謹、緊張地在餐桌邊吃著，沒有人開口說話。那天晚上的其餘時間，我幾乎都沒有說話，如果有，也都是在批評他們。

大腦超載

儘管事實清清楚楚擺在眼前——我顯然難以執行許多簡單的工作，但我還是非常奮力地去執行，尤其是在運動這方面。我有一股強烈的渴望，不希望我的訓練行程和日常生活被打斷。對我而言，改變習慣就意味著我必須接受自己狀況不好的事實。相反地，樂於從事令人精疲力竭的鍛鍊，則可以證明我能夠克服任何的阻礙，以及擊退任何的敵人——即便是腦癌也不例外。

可是，我感受到的力量和能量原來通通都是幻覺。我所服用的高劑量類固醇以及我本身那想要活下去的決心，正

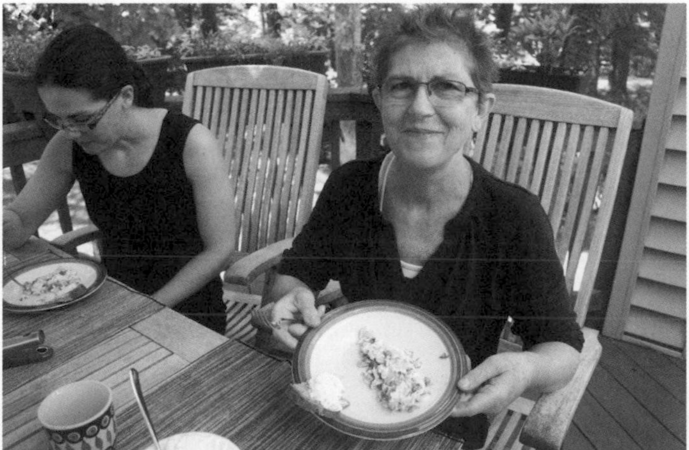

在我們結束那場災難性踏青的隔天，卡夏和我一起品嚐用雞油菇和炒蛋組成的早餐。

是造成這個現象的主要原因。

除此之外，雖然當時我自己感覺好多了，但我的額葉仍沒有正常運作。畢竟幾天之前，它還因爲我發炎、腫脹的大腦，在顱腔內受到無情的擠壓。如果我沒有在急診室裡接受高劑量的類固醇治療，說不定我的額葉會因此產生永久性的傷害。我有可能會永遠喪失重要的認知功能（例如判斷力），以及社交技巧、同理心和個性等。事實上，假如那次大腦發炎和腫脹的狀況沒有獲得及時處置，我很可能會死；因爲一旦我的腦幹停止運作，我的心肺功能就會中止。

正因爲我的額葉功能依舊處於受損狀態，所以面對比較繁瑣或門檻較高的事務時，大腦才無法做出適當的回應。那天早上去公園之前，當我還在家裡，處於一個安靜、熟悉的環境中，我的行爲舉止都很正常。出於這個原因，所有人都產生了一股強烈的情感誘因，認爲我眞的狀態良好。特別是在我堅稱自己可以獨自漫步林間的時候。

可是在我走了十二公里後，我變得異常疲憊和飢餓，而且這兩個半小時的健走也讓我的大腦完全沒有餘力去處理任何事情。能量的耗損使我精疲力竭，我的大腦也因此進入了求生模式。在這個狀態下，任何稍微有一點點複雜的事情——諸如找到米瑞克的電話號碼、打給他、處理他要我去找他的請求、從我腦海中搜尋那條路的樣貌、理解它是一條環狀道路，或者是回想這條單向道的方向到底是往哪一邊——都讓我受過傷害的大腦不堪負荷。一下湧入的大量訊息，讓我額葉和其他腦區之間的神經連結塞住了，就像是大腦裡塞車了一樣。最終，我的高階思考能力幾乎徹底罷工。因爲我的大腦感覺到自身難保——太多事情要做，太多要求要達成！——所以它選擇忽略一切無關原始需求的事務。**「休息、休息、休息！」**大腦告訴我。**「休息和吃飯！不要去管其他的事！妳的性命處於危急之中！」**

還在學走路的幼兒，甚至是八歲的小朋友肚子餓時，你可以試著向她解釋，晚餐馬上就要好了，要求她先玩個猜謎遊戲等待一下。但她要是聽到你這麼說，一定會又踢又叫的大發脾氣。因爲在她二十五歲或三十歲之前，額葉都尚未發育完成，此時她的行爲主要都受控於本能以及有關生存的基本情緒。她沒有自制力、沒有理性、注意力短暫，也無法理解只要等一下，獎勵——食物——就會出現的道理。她的大腦只會告訴她一件事：她必須馬上吃東西。

當一名馬拉松跑者剛跑過終點線時，也可以對他做相同的實驗。在這種情況下他大概會對你大發脾氣，不會有那個心思去解一道簡單的代數問題。因爲此時他體內儲存的能量幾乎已完全消耗殆盡，他的大腦只能將僅剩的能量用在與我們生存最相關的區域：原始的大腦邊緣系統。

該系統執行許多自發性的功能，例如保持心肺的運作，還有調控基礎情緒狀態（例如恐懼）；他的大腦已經把他華麗又複雜的額葉關機，無法發揮解決問題和執行讓人類有別於其他動物的較高階級認知功能，例如評估選擇、做出公正判決的能力。對這個精疲力盡的馬拉松跑者而言，此刻額葉這些精巧技能的重要性，根本比不上大腦邊緣系統那些能讓他活下去的基本功能。所以在他重新補給到充足的能量之前，額葉的功能都會一直處在一種休眠狀態。

我自己跑馬拉松時，就曾親身體驗過這種現象。跑到最後幾公里的時候，我絕對算不出我的步調，因爲我的大腦已經無法執行這項非必要的計算能力。等到逐漸接近終點，一心一意想要衝過終點線時，我整個人會呈現有如行屍走肉的狀態；萬一此時有人打斷我心中的唯一執念——那時候如果我先生試著鼓勵性地告訴我終點線快到了——我一定會怒顏以對，生氣地說：「狗屁！根本連個影子也沒有！」

或者，以我年長的母親爲例。由於額葉皮質會隨著年紀增長受損，所以現在她無法一次處理太多事情，因爲此時的大腦很容易超載。一旦有太多事情在身邊發生，她就會變得無所適從、恐慌和憤怒。

同樣地，思覺失調症的患者在認知壓力增加的條件下，也無法有良好的表現。大腦掃描影像顯示，思覺失調症患者在面對過於苛刻的任務時（例如解出複雜的試題），他們的前額葉皮質活化程度就跟沒有神經問題的人不一樣。對他們提出過多要求，或是讓他們處在太多刺激源的環境之中，皆會讓他們原本就受損的大腦更無法運轉。他們或許會出現憤怒或不恰當的行爲舉止，就像我在森林公園裡表現的那樣。

在我們去公園之前，我大致上狀況良好。但那天我的大腦一下子接收到太多要求，這一點迫使大腦裡最高階、最人性化的區塊宣告罷工。我崩潰的情緒清楚顯示我還沒有走出這片困境，而且要讓我繼續活下去，勢必還需要接受更積極的治療。

第九章

我準備好如何面對了嗎？

每天我都覺得這個世界以越來越快的速度在身邊轉動，至於我，只能在它身後苦苦追趕。

我不明白發生了什麼事，而且始終在狀況外……

七月初的一日午後，我和維特克走在一條安靜、空蕩蕩的街上。猶如害怕會失去他一般，我緊緊握著他的手。爲了拿我的口服類固醇處方藥，我們從家裡走到附近的一間藥局。最近我在認路方面有很大的問題，所以維特克和我出門都牽著我的手。

我看著他的瓜子臉和健壯的身體。維特克完全符合我對他的一切期待——他是名研究大腦的科學家、一名運動員，還是待人親切的男子。幾週前他才完成第一場鐵人三項賽事，那時候我在急診室；現在，他正在爲另一場比賽進行訓練，目標是取得在夏威夷舉辦的「鐵人三項世界錦標賽」參賽資格，這場賽事是所有挑戰鐵人三項者的最高殿堂。不僅如此，他已經覓得此生最愛，夏安。她也是熱愛這項耐力運動的同好。我以他爲傲，很開心他能在我身邊。

但是今天我敏銳地感覺到，我們這輩子的角色已經互換了。我不再是他強大的守護者，反倒變成他年幼的女兒般，任由他引領我走在路上。他的存在給了我十足的安全感，但我卻覺得這樣的自己有點奇怪——既脆弱又依賴人。

我們天南地北聊著日常瑣事，像是他的工作、朋友還有天氣。空氣很潮濕，人行道也都濕漉漉的。在這裡，七月常常出現嚴重的暴風雨，但我忘了這些事。

我知道這裡不久前才有幾場暴風雨，因爲我看到社區裡到處散落著樹木枝幹，還有好幾間房子被巨大的枝幹壓壞了屋頂。

我們經過一輛被半棵樹壓在下面的車子，殘破不堪，不僅車身扭曲變形，車窗也破了，玻璃撒滿整條人行道。

「你看那輛車！」我跟維特克說，「眞是可怕。哇，半棵樹砸在它上頭！」

「對呀，眞是不幸。」他附和我。我們繼續向前走。

走進藥局，我緊緊抓著維特克，不敢讓他離開我的視線。但是當我們在等處方藥的時候，維特克在藥局裡閒晃了起來，隨意瀏覽著貨架上的商品。

我發現自己變得很不自在。這裡太多人了，太多事情在我身邊進行。我開始在店裡走動，但卻老是撞到貨架或其他顧客。我彷彿喪失了平衡感，也無法估算自己和物體之間的距離。我搞不太清楚自己身體的範圍，更完全不明白「這個」是我，「那個」是外面的世界。我覺得自己宛如和身邊的環境融爲一體。

我突然變得驚恐。

我的兒子呢？

後來維特克找到我，手上拿著我的處方藥。返家時，我擁著他的手臂慢慢前行。我們經過一輛被半棵樹壓在下面的車子，殘破不堪，不僅車身扭曲變形，車窗也破了，玻璃撒滿整條人行道。這裡昨晚肯定下了一場暴風雨。

「維特克，你看那輛車！」我說，「眞是可怕——半棵樹砸在它上頭！」

維特克一臉訝異地看著我。他看起來既驚訝又不安。

情況不對勁。我做了什麼嗎？

我看著他的臉，把他的手抓得更緊，不敢放手。

就跟患有初期阿茲海默症、其他精神疾病和腦損傷的人一樣，我喪失了短期記憶。雖然我對自己童年和更久遠事件的記憶非常鮮明（我會寫這麼多有關陳年往事的文章就是出於這個原因），但我卻記不起前幾分鐘才發生過的事。大腦處理短期記憶和長期記憶的方式不同，所以失智者往往會記得童年的往事，卻想不起當天早餐吃了些什麼。長期記憶會連同我們對它們的強烈情感，被安穩地埋藏在大腦裡，因為它們或許對生存大有幫助。而短期記憶看起來則比較像是等待分類和評估的待辦事項。如果重要，大腦就會儲存起來；如果不重要，大腦就不特意保留，最終這些短期記憶就會消失不見。

然而，我沒有意識到自己的記憶力正在衰退，沒有發現到自己忘記了所有的事情。

「媽，我們去藥局的路上看過這輛車了。」維特克小心翼翼地說，「妳不記得了嗎？」

我不太確定。我對任何事情都不再肯定。

無法抑制的排尿衝動

翌日一早，我和米瑞克開車到附近，一起漫步在蜿蜒於社區後方的那條樹林小徑。我倆手牽著手緩緩地走著，在路上談論晚餐要吃什麼，又該採買哪些東西——都是些日常生活的小事。不過絕大多數時候，我們都沉浸在這份寧靜中。

後來，米瑞克覺得時間差不多了，就帶著我往回走。不到半小時，就回到我們的車子旁邊，它停在一條安靜街道的路邊。他上車時，我說自己還不打算停下來。我喜歡活動，平常也很少靜下來，總是盡可能找出能多待在戶外的機會——就算在辦公室，我也會時不時從椅子上起身伸展，然後走去實驗室檢視一下狀況。

「我會走回家。」我說。「我需要好好動一動，可以嗎？」

他有些猶豫，然後告訴我，他不確定我是不是有辦法找到回家的路。

「噢，拜託，我們家離這裡又不到兩公里！我當然走得回去。」我說，「我跟你一樣認得這些路。」

我轉身，開始快走。片刻之後，米瑞克開著車從我身邊經過。我朝他揮了揮手，他也笑著對我揮手致意。

這是一個炎熱、帶有薄霧的七月午後。我身邊的世界一片寧靜，是我最渴望的狀態——幾隻鳥兒在枝頭歡快地鳴叫，車子在遠處來往奔馳。我開心地走著，雙腿輕快前行，手臂隨著腳步大幅擺動，以促進我上身的血液循環。

起初，我的步伐非常快，但是這個狀態沒有持續很久。沒一會兒我就累了，開始放慢腳步。我的身體狀態此時還沒有從先前的治療，還有這個疾病帶給我的壓力中復原。對抗疾病的過程中，我因為服用高劑量的類固醇，肌肉量大幅減少。我低頭看了看自己那雙曾經健壯、有力的雙腿，它們帶著我跑過與騎過數十公里遍布石頭的道路、沙漠、雪地等各種地形，還征服了各種氣候環境。如今，這雙腿已經瘦削到快撐不起我全身的重量。

儘管如此，我還是繼續往前走，堅信自己會戰勝這個疾病，扭轉我可憐的處境，找回過去強健的體魄。

我經過一個又一個十字路口，守法地依循街上的交通號誌前行。我謹慎地確認自己要走的方向，因爲我不想迷路。不過就在走了幾百公尺之後，我突然認不得眼前的路。沒錯，我知道街名——對我來說看起來都似曾相識——可是我想不起來它們會往哪個方向去，會帶我走到哪裡。

好吧，我知道這裡離我們家不到兩公里，所以要找到路並非是什麼難事。

我對自己信心喊話，然後繼續往前走。

我不可能迷路——至少不可能在離家這麼近的地方。我只是需要多一點時間來確認這些路和房子，然後就會順利找到我的家。

我一點都不驚慌，甚至毫不擔心，只是不停地往前走。那些寧靜的房舍看起來都一模一樣，每一條無人的街道也沒什麼不同之處。舉目所及，路上沒有半個人影，就連院子裡也沒有任何人在修整草坪或樹籬；我想，一定是炎熱的天氣讓我的鄰居只想待在室內，所以才找不到人問路。

我繼續走著，但身體累到不行，而且我需要一間廁所，因爲我很想尿尿。

我知道這幾公里的路上沒有任何公廁，附近也沒有樹林，只有一幢又一幢的房子。我環顧四周，想找個樹叢解放一下，但是一無所獲，因爲眼前只有修剪整齊的草坪和路樹。

我忍不了多久了。

我忍不住了。

我尿了出來，尿在我的短褲上。我沒有停下腳步，甚至連步伐都沒放慢，就這麼邊走邊尿。我不想要這樣，但事情就這麼發生了，彷彿身體自有主張一般。我不擔心是否有人會看到。我繼續沿著這條街漫步，走過我家附近的幾幢房子，絲毫不在意自己如小孩一樣尿在褲子上的舉動。

大概過了一個多小時，我在路口攔下一輛車跟駕駛問路。可是我在表達自己想要去的地方時遇到了一點狀況，因爲他並不曉得我說的地址在哪裡。爲了知道我到底住哪，他問了一些其他問題，像是我家是不是靠近這個或那個鄰近的地標，但我一點頭緒都沒有。於是，他提議載我在附近晃晃，但我回絕了他的好意。之所以會拒絕，不是因爲害怕搭陌生人的車，而是因爲我想要走路。那是我的既定計畫，沒有什麼東西可以更動它。後來，他自願開車領著我到最近的大馬路，希望能藉此喚起我的記憶。

我步履蹣跚地跟在車後，一點都不介意自己的短褲被尿液浸濕。他開得非常慢，我一路尾隨，經過北維吉尼亞州郊區裡好幾幢單調的紅磚牆房舍。抵達那條大馬路的時候，我腦中的疑惑突然豁然開朗。我認出我家附近的街景：轉角那幢有著黃色牆板的小房子，還有對街那戶磚砌的大宅。現在我知道要往左邊那條交通繁忙的路走，大約一百公尺後再左轉。我的家出現在眼前。

米瑞克鬆了一口氣地跟我打招呼。他不懂為什麼我會這麼久才回到家。

「我有點迷路了。」我說，「這些街道繞來繞去的，我很難搞清楚方向。」

「好吧。」他說，親了我一下，看起來很高興我回到家了。

「還有我很想尿尿，所以我就尿在褲子上了。」我說。

他低頭看著我濕透的短褲和雙腿。「噢，親愛的，」他深情地說，「把它洗乾淨就好了。」

這次事件記錄了我這輩子有意識以來的第一次尿失禁。接下來的一、兩個月，我時不時會難以控制膀胱裡因壓力上升所造成的排尿衝動。如果上班的路上遇到塞車，等我一到院區停好車，就必須趕快跑到最近的建築物裡找廁所。

無法抑制排尿衝動的現象跟大腦的功能有關嗎？事實證明，這個現象或許跟額葉皮質內側的失能有所關聯，該區塊正是控制排尿的皮質中心。絕大多數額葉發生病變的中風患者都會尿失禁。除非額葉長有腫瘤的患者膀胱非常脹，否則他們往往不太能感受到尿意，但這個時候就算他們感覺到尿意，也無法控制排尿的衝動。失禁也是失智者常見的問題，而且通常不少老人家也都會有這方面的問題。有一大堆原因都會造成失禁，其中很多與大腦疾病無關，像是尿道感染、膀胱壁發炎，或是攝護腺問題都可能是肇因。不過，如果有人在我這個年紀突然失禁，很可能就是大腦出了什麼差錯。

除了失智症外，無法控制排尿的衝動也可能是其他精神疾病的症狀。我在美國國立精神衛生研究院的前同事湯瑪士．海德博士，是一名神經學家暨思覺失調症研究員。他假設，相較於其他日後不會出現思覺失調症的孩子，會發展出該疾病的孩子需要花比較長的時間控制自己的膀胱。確實，後來他的研究發現，患有思覺失調症的成年人，其童年尿失禁的比例會比健康的兄弟姊妹來得高。他認爲，許多思覺失調症患者，之所以在童年時期會比較不能控制膀胱的收放，或許是跟前額葉皮質延遲成熟有關。

這一點對我格外諷刺。儘管我沒有得到思覺失調症，但我經歷的事情卻跟這個我花了一輩子研究，以及試圖治癒的疾病有某種程度的重疊。

混亂與日俱增

綜觀一生，我一直是反應快、獨立、自信又不屈不撓的人。可是現在，這些特質都已快要蕩然無存。我一直處在一種匆忙、心不在焉的狀態，完全無法集中注意力。閱讀時，我會用越來越快的速度掃過每個文字，但是不知道自己到底讀了些什麼。我的目光匆匆在一頁又一頁、一篇又一篇、一句又一句、一字又一字的文字間跳躍，但無法吸收它們要傳達的意義。

我依舊每天與我的孩子和姊妹通電話，但卻無法完成任何一段對話，因爲我總是在他們說到一半的時候掛上電話，去做某件非常重要的事情，雖然我自己也搞不太清楚要做的那件事到底是什麼。我非常焦慮，但不知道爲什麼。我對米瑞克、卡夏和維特克跟我說的話充耳不聞，因爲我最清楚狀況，他們不可能跟我一樣！

某一天，我在《華盛頓郵報》讀到一則故事，跟就讀附近高中的一位學生有關。它說該學生以為她錄取了好幾間常春藤盟校，但後來發現那些學校欺騙她。我把這則故事告訴米瑞克，但等我說完自己讀的內容後，他一臉奇怪地看著我。

「那則故事不是這樣喔。」他柔聲說。

「我剛剛才讀完的！」我強調，「你覺得我不知道自己讀了什麼嗎？」

「妳把內容看反了，」他說，「她宣稱哈佛和史丹佛大學都想錄取她，但事實證明這一切都是她捏造的。」

「不，不對。米瑞克，你完全會錯意了。」我生氣地說，但他給了我一個苦笑。

我腦袋裡的混亂與日俱增。每天我都覺得這個世界以越來越快的速度在身邊轉動，至於我，只能在它身後苦苦追趕。我不明白發生了什麼事，而且始終在狀況外。

過度警覺狀態

七月初，報紙刊登了巨安超市即將隆重開幕的消息。這是我期待已久的一刻，我從沒想過自己竟然還能活著看到它開幕。

巨安超市對我有著奇怪的非凡意義，因爲它體現了我度過這段對生死充滿不確定性的殘酷歷程。儘管我身強體壯、善於運動又堅定樂觀，但我的生命卻相當脆弱。老實說，在我生病的這段期間，我曾開始怨恨這幢龐大穩固的水泥建築物。

等我死了之後，那間愚蠢的店鋪依舊會在此地屹立不搖。

時值今日，我有機會親眼見證這間超市隆重開幕，對我來說眞的是寓意深遠。於是我們決定——我和米瑞克，還有來探望我的維特克、夏安和瑪麗亞——一起去共襄盛舉該店的開幕活動。不過，就在我們把車停在超市前的停車場，打開車門準備下車時，我退縮了。我對眼前大批的民衆，以及入口處爲歡迎消費者的爵士樂現場演奏反感無比，但我的家人並沒有注意到我的反應。所有人都很興奮，因爲在我的印象中，我們一直以來都很喜愛爵士樂。他們站在人群裡，高興地看著表演。

我怒火中燒，低聲咒罵道：「搞什麼鬼！爲什麼音樂這麼大聲？這樣我根本無法跟我的家人講話！」

他們沒有看出我有多討厭這環境，所以後來我開始用大於這個樂聲的音量大喊，「糟透了，這裡的音樂太大聲了！」

他們似乎嚇了一跳，努力試著想讓我冷靜下來。

「媽，這樣很熱鬧呀！」維特克說，「這個樂團演奏得很棒。」維特克會演奏豎笛和吉他，在夏威夷管理咖啡農場的那一年，也學過長笛。我很喜歡維特克演奏的爵士樂，他的樂音總能撫慰我的靈魂，讓我悶悶不樂的情緒獲得釋放。可是此刻這陣爵士樂只讓我覺得震耳欲聾，像是有人拿一把電鑽在我內心深處鑽洞那樣難受，我實在忍無可忍。

我猛然離開，往超市建築物的方向跑，想要找出經理辦公室在哪裡。我的家人見狀，急忙跟在我後頭。就在維特克和其他家人準備攔住我的時候，我已經要求超市的人員叫他們的經理出來見我。

經理一現身，我就立刻對著她大喊：「停止這個音樂！太大聲了！它會傷害我的耳朵！快點叫他們停下來！」

她看著我，然後看看我的家人。在她做出回應前，我便猛然轉身離去。

我匆匆跑過樂團，還有他們那陣令我身體不適的樂音；他們演奏的那些音符猶如一把把利刃，不斷刺入我的身體。

我的家人追上了我。等我們一坐進車，關上了車門，我才覺得自己好多了。

車子裡比外頭安靜許多，我們一路靜默開車返家的途中，我的情緒也變得比較平靜。

「那個樂團還眞是聲勢浩大呀！」我試著以風趣的口吻打破車裡沉寂的氣氛。

但沒有人回應。

我的過度警覺（即身體和感官一直對身邊每一件事保持高度警戒）很有可能是因爲壓力或焦慮所致。不幸的是，此舉又會讓我感到更大的壓力和焦慮感，進而使這個過度警覺的狀態有增無減。雪上加霜的還有，我隱約感覺到無法再掌控自己或身邊的事物，這個事實令我十分氣惱。

患有腦傷、自閉症和其他腦部疾病的患者，都很常出現這種因感官超載而產生的過度反應。一般來說，大腦能夠對傳入腦中的感官訊息進行分類，並依照優先順序揀選出重要的，或是可以忽略的訊息。一旦這套過濾的機制無法正常運作，大腦就會因爲要同時處理所有湧入的訊息而無法負荷，這個狀況就跟電腦一下子被太多資料轟炸一樣。在這種情況下，大腦就不再能夠分辨哪些訊息可以安心忽略（例如遠處的車聲，或是走路時輕拂過臉龐的微風），又有哪些訊息必須立刻做出反應（例如快要撞到你的車子對你按喇叭）。這些由聲音、光線和氣味組成的龐大雜亂資訊，會讓人非常難受。在面對感官嚴重超載時，有些人甚至會表現出類似恐慌症的反應，就像我在超市裡所經歷的那樣。

在大腦出現轉變的情況下，我甚至無法理解自己到底發生了什麼事。

至今科學家尚未完全理解大腦對焦慮、壓力和注意力的反應機制，儘管已確實某些精神疾病會在這方面出現問題，例如注意力不足過動症和創傷後壓力症候群。我們也知道，大腦要成功引導我們穿越人生經歷所帶來的各種混亂壓力源，必定要仰賴大腦各區域透過神經元連接組成的複雜網絡能夠正常運作才行。

因此，對我受損的大腦來說，縱使是最無害的刺激（例如現場演奏的悅耳爵士樂），也會成爲壓垮我的一根稻草，讓我無法應付。

人生最艱難的關卡

那天晚上，我和米瑞克在家中地下室的家庭劇院裡，在舒適的皮沙發上相互依偎，看著大尺寸平面電視上播映的電影。那張沙發是六年前，我因乳癌進行化療時買的。我們靠得很近，溫熱的身體相互交纏在一起，能感受到彼此的心跳和呼吸。米瑞克緊緊擁著我，輕撫我的手臂和手背。

在他身邊我覺得很安心，我喜歡他溫暖、深情地擁著我。可是此刻，卻有一股陌生，但並非全然不愉快的混亂在我腦中翻騰。

黑與白—死與生—白與黑—生與死—黑—黑—黑。

我們正在看的電影是一部名爲《妮娜西蒙：女伶的靈魂》紀錄片，記錄了美國歌手妮娜西蒙的歌唱生涯和人生故事。她的影像不斷從我眼前閃過，那充滿爆發力的深沉、渾厚嗓音令我著迷。她的魅力和聲音不只抓住了我的眼睛和耳朵，還深深滲入了我的肌膚，我就像是被施了催眠術般，整個人被她豐沛的情感所淹沒，震懾到全身無法動彈、內心悸動不已。我完全被她迷住了。彷彿是我受傷的大腦一下子吸收太多無法應付的感受般，我的身體開始不由自主地顫抖。

「妳覺得太大聲了嗎？」米瑞克問，「我可以把它關小聲一點。」

「不，不，拜託不要！這樣很好！」我說。

黑與白—白與黑—黑，黑，黑。

螢幕上閃現的畫面就像是單色的萬花筒，稜角分明、絢爛奪目、千變萬化、一閃即逝。雖然我很難跟上螢幕裡呈現的故事步調，但我依舊被眼前所看到的畫面深深吸引。西蒙的形象美麗、非凡、強大又多愁善感，但同時，她的人生又充滿情欲、黑暗和悲劇。我緊緊抓住米瑞克尋求支持，並想到自己近在眼前的死亡。

黑與白，黑—黑—黑。

「你可以暫停一下嗎？」我說。

我從沙發上跳了起來，衝出地下室，直奔兩段樓梯到我的辦公室。我拉開辦公桌最下方的抽屜，瘋狂翻找裡頭的文件。

找到了！在這裡！

我的醫療預囑。

我必須在上面加註一些東西，現在、立刻、馬上。我的手腳必須快一點，免得一切爲時已晚。

我必須儘快加註那些醫療指示。

不要進行心肺復甦術。

我快速地抽出那張紙，並找出一枝筆。我該把這些字句加註在哪裡？我努力閱覽著紙上原本謄寫的內容。**啊，這裡，我可以加註在這裡。**我試著在紙上寫下，但卻想不起來該怎麼拼寫心肺復甦術的英文。不僅如此，我的字跡很難讀懂，因爲我寫出的每一個字母都呈現一種鬼畫符般的扭曲狀態；它們看起來既不像英文，也不像波蘭文，或是任何其他具有意義的文字。

我很害怕自己無法正確傳達出內心的想望：**不要把我的身體弄得亂七八糟，不要把它搞得千瘡百孔；一旦時候到了，請輕柔地讓我離開，不要用蠻橫的手段硬把我禁錮在這已無法動彈的身體裡。**

後來我用潦草的筆跡在醫療預囑裡寫下「DNR」（Do Not Resuscitate），這代表「不要進行心肺復甦術」。我匆匆跑出辦公室。

我需要趕快回到米瑞克溫暖的懷抱。

這些年來我們一直完美地相依相伴：一起度過離婚和喪夫之痛、一起在異鄉拉拔孩子們長大、一起用少少的錢重新整頓我們的房子，還一起戰勝了我的乳癌。更於此時此刻，一起面對這個疾病。這看來似乎是我們人生中要共同面對的最後一個、也是最艱難的關卡。

我跑下樓，跳下樓梯，覺得自己做好了萬全的準備。可是我是對什麼做好了準備？是準備好在米瑞克的身邊躺下，投入他的懷抱？還是準備好面對死亡？抑或以上皆是？我把這些晦暗的念頭趕出腦中。我已經重新編寫了自己的醫療預囑。換句話說，我已經做出了某些具體的行動，所以接下來我可以放心地面對眼前的一切。

第十章

曙光照進我破碎的腦

隨著日子一天一天過去，我思緒清晰的時刻漸漸變得越來越長。

我開始意識到自己經歷了一段非常奇怪、不尋常的艱苦跋涉。

我的腦袋破碎了，曙光開始照進來……

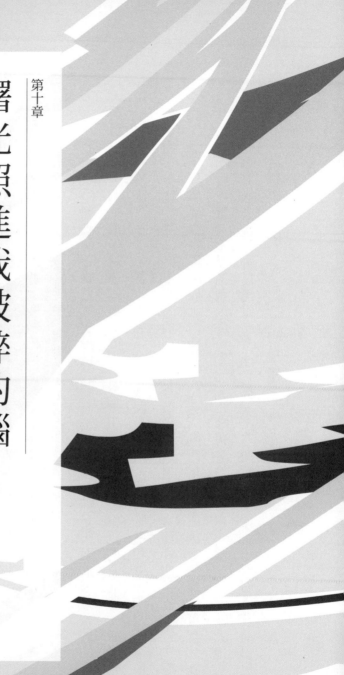

二〇一五年的夏天持續折磨著我和我們身邊的一景一物。無情的熱浪奪去了青草和鮮花的生氣，讓它們逐漸乾枯、凋萎。

在某個格外炎熱的日子，我一打開家門，一陣悶熱的空氣就迎面襲來，彷彿我打開的是一部巨大烤箱的爐門，隨時可能被這股高溫熱死。不過，我可不打算就這樣死掉。我用力關上門，躲回我整天都開著空調的清涼室內。由於醫師不希望我再開車上路，所以我大多數的時間都抱著筆電坐在客廳的沙發上，透過電腦交辦人腦資料庫的事務或是寫下我對過往的記憶。

我服用的類固醇藥物已逐步降低大腦發炎的程度。但是，它們還是讓我的身體付出龐大的代價。我原本瘦長的面容變成服用類固醇者常見的月亮臉，身體也如吹氣球般快速膨脹，讓人不忍卒睹。幾個星期內，我的肌肉和健美的身形就消失無蹤，整個人變得又笨重又僵硬。我不敢低頭看自己的大腿和小腿肚，過去它們曾因為我騎單車和慢跑而肌肉發達。如今，肌肉早已消風，毫無線條可言。我軟趴趴的腹部贅肉不受控制地溢出腰間，不論再怎麼努力縮小腹，都無法遮掩它們的存在。過去我曾引以為傲的游泳肌群——三頭肌、二頭肌、背闊肌和肩部肌肉——全都徹底消失，取而代之的是滿滿的皮下脂肪。

不僅如此，在我的上背部，也就是頸部下方的位置，還堆積了一大塊俗稱「水牛背」的脂肪，讓我看起來就像是駝背一樣。短短幾個星期，我的衣服尺碼就從四號一路飆升到八號。做完最後一次放射治療後，我也開始落髮，每次梳頭髮都會落下一大撮一大撮的頭髮。我變得討厭照鏡子，因爲相較於過去亮麗、充滿活力的我，看到鏡中那個禿頭又蒼老的自己，總會讓我覺得諷刺。我還是同一個人嗎？這場病到底改變了我多少，怎麼能完全抹去我對自己的感覺？

我仍舊保有運動的習慣，但不再跑步或是騎單車，而大多都是在清晨和傍晚到附近的林間散步。我會跟米瑞克一起去採買，但過程中我必須緊緊牽著他的手，以免走丟或是摔跤。我的雙腳不再能穩穩地把我撐起，平衡感也不若以往；我身邊的世界變得搖搖擺擺，令我難以集中精神。我不太清楚造成這種感覺的原因是什麼：是大腦還是身體的問題？算是心理或生理層面的障礙？我想不出個所以然，畢竟它們兩者總是密不可分。

縱使如此，我卻能夠不分晝夜地不斷寫作和工作。類固醇給了我滿滿的活力，讓我漸漸重回從大腦手術中復原時的狀態。再一次的，我又變成躁進、瘋狂的失眠女子。因爲我不能開車，所以我在家裡工作。我在家與同事進行長時間的電話會議、撰寫報告、回覆郵件、塡寫行政表單，還有跟停屍間協調收取研究用大腦樣本的相關事宜。我可以完成這些事，只是需要耗費很多心力，因爲我常會忘了要說的話和要做的事。千瘡百孔的大腦尚未恢復運作，依舊籠罩在發炎的陰影之中。這段期間，我的意識就這麼來回穿梭在虛實之間。

然而，隨著日子一天一天過去，我思緒清晰的時刻漸漸變得越來越長。我不曉得腦袋裡發生了什麼事，但大腦腫脹的狀況肯定有好轉，因爲我的心智正逐漸回歸正常。我開始意識到自己經歷了一段非常奇怪、不尋常的艱苦跋涉。慢慢地，我也開始理解那段旅途把自己帶往錯亂的精神狀態，而今，我終於從迷途重返正軌。

宛如從前一世的混亂中清醒，近日發生的過往記憶如撥雲見日般，漸漸從層層的迷霧浮現在腦中。我重新掌握了自己的日常生活和應對現實的能力。這就像是我終於靠著自己的力量，在黑洞裡慢慢找到通往光明的出口，看清了身邊的景物，並見到高掛空中的太陽。此刻，我才開始意識到，自己過去身處的黑洞有多麼深沉。

我問米瑞克和孩子們有關過去幾週的事情。比方說：我的行爲舉止如何、我說了什麼，還有我有什麼不同以往的反應。不過，他們並不是很想談，只是輕輕帶過。因爲他們被我過去奇怪舉止傷害的心尚未痊癒，也還無法揮別我可能死亡的陰影。更重要的是，他們很擔心我又會變成之前那個苛刻、冷漠、易怒、混亂又無情批判他們的那個人。

可是有的時候，他們又會旁敲側擊地試探我，看看我到底記得哪些事情，記不記得過去兩個月對我——還有對他們——帶來什麼感受。維特克跟我提起不久前一起走去藥局拿藥的事情。「媽，妳記得這件事嗎？」他說，「那時候妳認不出半個小時前才看過的傾倒路樹？」

起初，我對他說的這件事毫無印象。

我去過那裡嗎？是什麼時候的事？那個人眞的是我嗎？

我閉上雙眼，試著集中精神。我奮力在腦海中搜尋他說的畫面，雙眼也不自覺地越閉越緊。然後在我的努力之下，終於一層層撥開覆蓋在記憶上的遮蔽物，想起那段已然遺忘的記憶。我可以嗅到當時暴風雨過後的濕潤氣息，也可以看見我們沿著人行道漫步，街上散落著斷枝殘骸的景象。

喬治城大學醫院的主要廊道上懸掛的一段格言，突然躍上我的心頭：我們都是破碎的，所以曙光才可照進我們體內。這句話根本就是對我說的，我悄聲地告訴自己：「就是我的腦袋破碎了，曙光才開始照進來。」

過去兩個月的記憶開始漸漸在腦中展現。它們就如嚇壞的小動物般，過去一直躲藏在記憶的角落，直到現在才願意小心翼翼地從我亂糟糟的腦袋裡探出頭，觀測著眼前的狀況。經過一陣努力，我想起了那段記憶，並在腦海中看見家人提起的那些畫面：傾倒的枝幹、人行道、毀損的車輛。

我開始想起越來越多的事情。

話雖如此，但奇怪的是，我並不能徹底挖掘出當時自己對那些事情的情感。跟回想起這些記憶的畫面相比，要我回想起自己對這些事情的反應和感受，反而比較困難。某次不經意間，家人跟我說了一些先前做過的怪事，我仔細聆聽著，卻絲毫想不起有任何實際感受跟他們口中所說的那些混亂有關。我完全不記得那件事。這就好像我的情緒記憶仍留駐在腦中的某個角落，一個我尚無權進入的角落。也或許，那些感受根本從來就不曾被編碼成大腦中的一段記憶。

米瑞克問：「妳記得我們把妳從醫院接回來後，那頓糟糕的晚餐嗎？當時妳空洞的眼神、冰冷的表情和尖銳的話語傷透了我的心。那時候妳非常苛刻、冷漠。」

我拚命回想，詢問有關那件事的所有細節——那天晚上我做了什麼晚餐，我們坐在哪裡，又有誰說了哪些話。

「卡夏和我起身離開餐桌，走進廚房哭，因爲我們承受不了眼睜睜看著妳表現出跟平常非常不一樣的舉止。我們以爲妳再也不可能回歸原本的樣貌了。」米瑞克的聲音因激動的情緒略帶哽咽，「妳讓我們想到了安徒生童話《冰雪女王》裡的那名小男孩，凱。」我丈夫的眼眶蓄滿了淚水。

我再次於腦中奮力搜尋米瑞克所說的事情，驀然之間，跟這件事有關的畫面就如一部多年前看過的電影般，一一浮現在腦中。

沒錯，那頓晚飯，我想起來了。我在煮飯，卻諸事不順，做不出一盤像樣的料理。那頓晚餐的氣氛確實有些詭異。但究竟是哪裡出了狀況？我有表現得很冷漠、疏離嗎？他們有傷心或哭泣嗎？我一點都想不起來。或許是另一個我對他們做了那些事，另一個跟原本的我全然不同的那個人？

不過，就算我想不起來自己當時如何對待他們，但我確實知道故事裡名叫凱的小男孩。小時候我曾被這個童話故事嚇破膽。

這個故事的主人翁是兩名分別叫做凱和吉爾達的孩子，在壞心的妖精打破一面會將美麗事物變得醜惡的鏡子之前，他倆一直過著童話般的幸福生活。被妖精打碎的鏡子，碎成數億片細小碎片，散落在世界各地。其中一片恰好刺入凱的心臟，另一片則落入凱的眼睛；他的心因此變成一塊寒冰，眼中也只能看見醜惡。自此之後，凱變得殘酷又好鬥，拋棄了吉爾達和他親愛的家人，選擇到終年寒冬的冰宮與冰雪女王同住。

一定是有個討厭的妖精在我的腦袋裡嵌入碎片，所以過去我才會對所愛的人如此漠不關心。它讓我變得冷酷無情又不討人喜歡。

現在，我冰封的心解凍了，重新回歸正常的生活，那段日子的一切回憶就像是夢境般留存在我腦中。

這些記憶是怎麼恢復的？

大腦有驚人的自癒能力，即便是經歷各種損傷和攻擊，還是能夠以出乎科學家和醫師意料的能力，自我修復這些傷害。縱然是腦部嚴重受損的患者，有時候其大腦損傷仍能近乎百分之百復原。儘管優秀的醫療照護和治療對腦傷的復原有所幫助是不容置疑的事實，但至今尚不曉得大腦的自癒過程是如何運作的。二〇一三年，時任總統歐巴馬發起的「大腦圖譜計畫」，就志在解碼大腦的奧祕，這當中也包括探討它如何從損傷和疾病中修復的機制。只是坦白說，以此時此刻科學家對大腦的了解來看，似乎還是只能用「奇蹟」一詞來形容大腦的自我修復能力。

身體其他部位的細胞會不斷新生、更替，但大腦不同，它的神經元通常不會像身體其他細胞那樣再生。目前的小鼠實驗顯示，海馬迴（大腦儲存記憶的地方，也是第一個會受阿茲海默症影響的腦區）或許會生長出數量有限的神經元。然而，實驗中發現的新生神經元很可能沒什麼具體的意義。一方面是數量並不多，另一方面則是目前尚不清楚這些新生神經元是否會發展成具完整功能的大腦細胞。更重要的是，我們也不知道人類的海馬迴裡會不會發生相同的現象。我們的確知道的是：如前額葉皮質這類對思考很重要的腦區，其神經元的數量從嬰兒時期，甚至是從剛出生之際，就一輩子都不會改變。

人類從出生到死亡都會擁有相同神經元的事實，也許就是說明我們爲什麼自始至終都是「同一個人」的原因。值得一提的是，雖然神經元不會變，可是我們大腦各區細胞之間的連結，在一生中卻或多或少會有所變化。這些細胞之間的連結有些會變強，有些則會減弱。假如大腦某區域受損了，細胞之間可能就會產生新的連結來輔助恢復某部分或大部分的失能作用。不過，這些神經連結的轉變到底會不會改變我們的本質呢？

身體的自癒能力總是令我嘆爲觀止。即便是歷經重大的創傷或疾病，它們對我們整體狀態的影響恐怕也不如想像中巨大。以我來說，即便過去那段時間，我有三分之一的大腦處於嚴重的腫脹狀態，但是那時表現出的舉止還是跟原本的我有某些相似之處，並非完全喪失了自我。而如今，在大腦狀態持續康復之際，我依舊保有自我。只是，過去我腦中長出的那些腫瘤、接受過的那些放射療法，還有出現的嚴重腫脹，都可能或多或少對大腦和性格留下某些不可抹滅的痕跡。舉例來說，它們或許在我大腦裡形成了瘢痕，從而對大腦功能造成永久性的損傷。所有大腦接受過放療、化療或免疫療法的病人，治療後都有機會出現持續性的認知問題，記憶力出狀況即爲其中一項。

每當有人問我，我覺得自己現在的狀況如何——意指，我的大腦運作狀況是否跟往常一樣——我都會說「感覺就跟以前差不多」。但是，它現在的狀態眞是如此嗎？老實說，我現在常常覺得自己的專注力好像變差了，不僅專心的時間變短，而且很容易疲累，整個人很難集中精神。我也不能再用跟以前一樣快的速度跑步、游泳或騎單車，因爲我的平衡感已經沒像以前那麼好了。每次我問我的家人，覺得我現在的表現如何、跟過去有沒有什麼不同？他們總說不出個所以然。可是有一點能夠肯定的是：這場磨難確實影響了我們每一個人。沒有人敵得過歲月的消磨，不論是我，或是他們，這段日子大家都又蒼老了幾分。

更多元的治療

雖說類固醇藥物緩解了大腦腫脹的狀況，放射療法亦殲滅了腦中所有可見的腫瘤，但我和我的家人都心知肚明，我體內仍有蠢蠢欲動的黑色素瘤細胞。換句話說，我體內很可能又會長出新的腫瘤，而且這件事恐怕很快就會成眞。它們會猖狂地在我體內蔓延，宛如掠奪花朵養分的野草那般，在我的大腦裡鳩佔鵲巢。儘管我已經接受了不少治療——放射療法和由兩款藥物組成的免疫療法——但以我目前的狀況，我想還需要接受更多元的治療。

因此，阿特金斯醫師爲我加入了標靶療法，這是在我一開始找尋治療手段時，就一直想要嘗試的方法，同時也被我視爲所有治療手段中的最後一線希望。我知道醫學界有不少針對黑色素瘤所研發的創新藥物，但就我當下的情況而言，標靶療法是我唯一能夠放手一試的選項。阿特金斯醫師說，我應該立刻接受由「曲美替尼」（Trametinib）和「達拉非尼」（Dabrafenib）這兩種藥物組成的標靶療法；兩者皆爲特別針對與黑色素瘤有關的突變基因——BRAF——所設計的新藥。「曲美替尼」能抑制MEK1和MEK2蛋白，「達拉非尼」則可抑制BRAF蛋白。這三種蛋白都參與同一條細胞訊號路徑，會過度活化黑色素瘤細胞，導致失控生長、過度增生。黑色素瘤患者中，有九五%的人其BRAF基因的突變爲**BRAF-V600E**和**BRAF-V600K**這兩種形式。至於BRAF基因沒有出現突變的黑色素瘤病人，就無法受惠於這些藥物，因爲他們的黑色素瘤細胞之所以會不正常的增生，並非是BRAF基因有缺陷。

我在二〇一五年三月就接受過基因檢測，化驗的樣本是我當時從枕葉皮質上摘除的那顆腫瘤。檢測結果顯示，我的BRAF基因有突變，但是突變形式是非常罕見的**BRAF-A598T**，只有不到五%的黑色素瘤是該基因突變所致。在基因組裡，我的基因突變位置，跟比較常見的另外兩個突變點非常相近，所以它很可能也會造成異常的BRAF蛋白。但究竟這兩款藥物對我的病情有沒有幫助，誰也說不準。假如我的BRAF基因發生突變的位置，表現出的狀態就跟常見的那兩個突變點相同，那麼這兩款抑制蛋白路徑活化的藥物，或許就可以阻斷我體內黑色素瘤細胞的後援，讓它們無法繼續增生。不論結果如何，我們都決定照這個計畫奮力一搏，希望能藉由這兩種藥物的夾攻，徹底擊退我的癌症。

這些新藥似乎是我最後的一線生機。

它們是由小分子組成，能輕易穿越大腦周圍防守嚴密的血腦障壁，進入大腦發揮藥效。相對的，免疫療法裡的抗體就是由大型的蛋白質構成，若經由口服攝入體內，很快就會跟我們吃進去的其他蛋白質食物一樣，迅速地被消化掉。正因如此，所以在接受免疫療法藥物時，才必須以點滴的形式直接將藥物從靜脈注入血流之中。免疫療法的藥物並不能直接進入大腦，它們是透過調整受治者可以進入大腦作用的免疫細胞（T細胞）活性，來達到治療大腦之目的。除此之外，「曲美替尼」和「達拉非尼」是以錠劑的形式服用，不需要靜脈注射。這樣的治療方式不僅便捷許多，我也不必再特別爲了接受藥物治療跑一趟醫院。

美中不足的是，美國食品及藥物管理局尚未批准將這些藥物應用在我這類罕見的ＢＲＡＦ基因突變上，所以還得先說服保險公司給付這方面的費用。這或許是我要接受這項治療前，需要應付的最大關卡。因爲目前幾乎沒什麼科學研究成果，證明這項療法適用於我這樣的病況；而且一旦接受這項治療，就必須砸下一筆高達數十萬美元的費用。阿特金斯醫師預估，保險公司不會一下就接受他的醫療給付申請。幾天後，保險公司也眞的否決了。得知這項消息，我的親家——女婿傑克的父母親——主動提出負擔所有藥費的意願，米瑞克在波蘭的母親也想拿出畢生積蓄支持我們。不過，阿特金斯醫師建議我們稍安勿躁，因爲他希望能藉由找到有力的科學成果，讓我有機會以免費或是最少的花費接受這項治療。

阿特金斯醫師寫了一封鉅細靡遺的信件，解釋我這種罕見的ＢＲＡＦ突變適合接受這些藥物的理由。信件寄出後，我們靜靜等待了一天、兩天，然後又一天。大概是第四天或第五天，阿特金斯醫師終於打了通電話給我，表示藥廠願意用「恩慈使用藥物」的名義提供。這代表用一款新穎、尚未獲批准的藥物治療已無藥可醫的病人。換句話說，就是「不管怎麼樣她都正一步步走向死亡，而這款藥物或許對她的病情有些微幫助，所以我們何不讓她以此做最後一搏？」

藥廠將免費提供我這些藥物。

幾天後，我就收到兩箱包裹。一箱體積跟小冰箱差不多，裡頭塡滿了碎冰，而我夢寐以求的高價藥物「曲美替尼」就凍存其中；另一盒比較小的箱子則裝著「達拉非尼」。我欣喜若狂，忍不住在開箱時爲這兩箱藥拍了幾張照片留念。這眞是太令人開心的一件事了！簡直就像是聖誕老人提早在七月送來禮物！

它們一定對我大有幫助—這麼貴的藥物絕對不會讓我失望。

我馬上吞下第一劑藥物，靜觀其變。

一絲奇蹟

幾天過去，我感覺不出新藥對病情產生了什麼幫助，但是皮疹又出現了。皮膚發炎是接受曲美替尼/達拉非尼治療時，最常見的副作用，有超過半數的服藥者都會出現這個反應。再者，同時服用這兩種藥物，更會加劇這兩種藥物本身的毒性。唯一一項令人愉悅的意外副作用，就是我的眼睫毛變得很長、很黑、很茂密，下眼睫毛還會輕刷到眼睛下方的肌膚。

自從因爲服用類固醇而失眠後，我大約都只睡兩到三個小時。我精神不濟，常常打瞌睡；為了改善這個狀況，我還額外服用了鎮靜劑和安眠藥。總之，每天我都得服用為數不少的藥物。就算如此，我還是保持每天快走的習慣，在每天清晨或傍晚的時候，避開陽光和高溫走個十二公里遠的路。雖然身上的皮疹和極度乾燥的肌膚讓我無法游泳，但我有時候還是會在清晨去騎上一個半小時的單車。我就像是名矢志要和癌症長期抗戰的將士，決心不讓自己的身形走樣。

到了七月中，我的皮疹出乎意料地大爆發。整個身體表面被一大片一大片嚇人的紅色瘢痕覆蓋，我覺得自己的皮膚就像著火般滾燙。為此，阿特金斯醫師將我的達拉非尼用藥量減半（因為造成皮疹的原因很可能是它）。幾天之後，他要我徹底停藥，因為我全身皮膚都被可怕的斑點覆蓋。他表示，這樣失控的皮疹極可能危及性命。那時，我才開始服用這些藥物不到兩週。

所幸，我的心智似乎仍可以正常運作。我能夠閱讀、寫字，並跟我的同事透過電話會議討論工作。

我的生活正漸漸重返正常的軌道，而這段期間我和家人們都不太提起我先前精神失常時所發生的那些事情。縱使如此，大家心裡都還是對那些事不知何時會毫無警訊的重演而惴惴不安。

我預計七月二十一日接受另一次大腦掃描。這將是我自六月十九日做完核磁共振造影掃描，得知自己大腦長出一大堆新腫瘤並嚴重腫脹之後，首次接受的檢查。奇特的是，我對這個即將到來的檢查一點都不憂心，對一切已抱持聽天由命的態度。等待接受掃描的這段日子，我就只是按照著自己的步伐繼續為隨時可能來臨的死亡做準備。我清理了櫃子和抽屜，把積累在裡頭的人生物品一一清出。可是在我的內心深處，我還是希望自己有機會突破重重難關，贏得一絲奇蹟。

七月二十一日當天，完成核磁共振造影掃描數小時後，米瑞克、卡夏和我一塊聚在隆巴迪綜合癌症中心的一間房裡，聽候阿特金斯醫師宣判結果。等待的時間相當漫長。快到傍晚時，我們全都被沉重的焦慮感折騰得疲累不已。室內一片沉寂，誰也沒說話，就只是各自直瞪著遠處或咬著指甲，然後不時深呼吸和嘆口氣來舒緩舒緩情緒。

終於，阿特金斯醫師走進來了。他笑容滿面。

「天大的好消息！」他大聲宣布，「這套療法對妳有用！」

我們還來不及會意他這句話的意思，他便繼續說，「妳的腫瘤全都大幅縮小或消失了，而且大腦裡也沒有其他新的病變。曲美替尼和達拉非尼組成的標靶療法，成功擊退了妳腦中的黑色素瘤！」

聽到這項驚人的消息，我第一個反應不是開心，反而是開始爭論造成這個結果的功臣到底是誰。

「阿特金斯醫師，我們怎麼知道腦中的黑色素瘤被成功擊退了？」我說，「我們又怎麼能把病況改善的功勞歸於曲美替尼和達拉非尼？我服用的時間這麼短，它們有可能這麼快就發揮作用嗎？說不定這一切都是免疫療法和放射療法的功勞，或者是兩者加上標靶療法的成果？噢，不！我們已經失去了確定這一切的機會了！我們永遠都不會知道到底是什麼讓這個奇蹟發生！」

阿特金斯醫師給了我一個嗤之以鼻的笑容。

「我才不在乎到底是什麼讓妳的病況改善，妳也不該執著於這一點，」他說，「重點是現在腫瘤正在消退，這才是我們該謝天謝地的事實。」

我當然很感恩。但是，身爲一名科學家，卻對這一點耿耿於懷。或許，這個部分也只能等另一位科學家來詳加探討，可是我依舊感到不滿，因爲無法得知破解我身上這場獨特實驗的確切答案。

阿特金斯醫師從他的電腦叫出大腦掃描影像的結果給我們看，卡夏仔細盯著

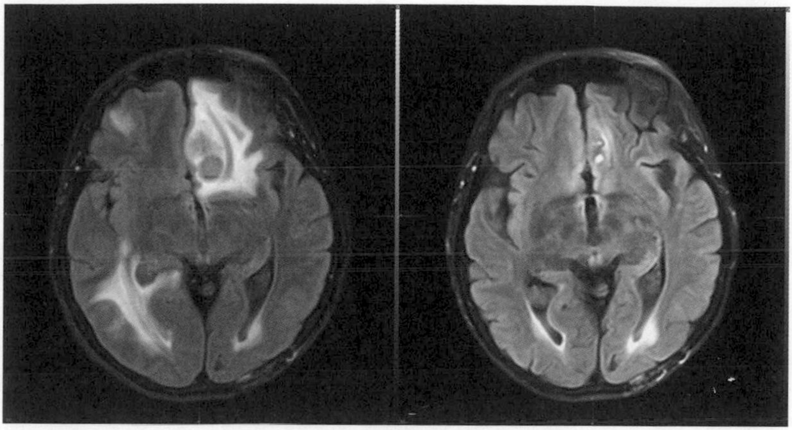

六月十九日（左）和七月二十一日（右）的大腦掃描影像。後者腫脹（白色區塊）的狀況大幅減輕，腫瘤（包括我前額葉的那一顆）也幾乎全部消失了。

螢幕上的影像，對眼前的結果大感驚奇。

「太神奇了，」她大喊，「腫瘤幾乎都消失不見了！」

我沒有看那些影像，因為我還是沒勇氣正視我受損大腦的照片。米瑞克和我都靜靜坐著，這段日子的煎熬讓我們一時之間不知如何表達內心的喜悅。這一天是極具代表性的日子，只是我們都還沒做好準備，不敢相信我的病情竟然會有所突破。

隔天早上，七月二十二日，米瑞克在他的日記裡簡單寫了一句話，記錄當下的心情：**我們盡量讓自己欣然接受這項消息。**

他在日記裡就只是這樣輕輕帶過這件事，彷彿它不是什麼大消息。事實上，聽到這消息時，我們一時之間都還回不了神，因爲我們的情緒已被抗癌數個月的波折搞得亂七八糟。一開始，每個人都以爲我會因這個癌症死去，可是後來我卻死裡逃生，然後過沒多久病況又急轉直下。但如今大腦掃描的結果卻告訴我們，我的危機可能又暫時解除了，因爲腫瘤幾乎全部消失無蹤。

當然，這個消息，也成了那天我們唯一記得的事。

傷害最少的人

阿特金斯醫師認爲，是曲美替尼和達拉非尼組成的標靶療法對我發揮了顯著的功效，所以他要我重新服用一半劑量的達拉非尼。但接下來幾天和幾週，令人憂心的各種副作用開始一一浮現：我的雙手、嘴唇和臉上都長出了滲血的瘡包。每次我在夜裡醒來上廁所時，都會被鏡子裡的自己嚇一跳：鮮血從嘴唇滲出，在唇間乾涸，甚至還有部分血液淌流到脖子上。我整個人看來就像是在夜裡剛吸飽血的吸血鬼。我的枕頭沾滿了血漬，床單也難逃一劫。我雙足的肌膚乾燥到龜裂，所以每走一步都會讓我疼痛難耐，腳跟也因此老是滲出鮮血。

有幾天夜裡，我燒到攝氏三十九．四度，整個人變得非常怕冷。明明就是炎熱的仲夏夜，但睡覺時我還必須頭戴一頂灰色的羊毛帽，蓋上兩件厚厚的被子和一大堆毯子。誇張的是，就算我包得這麼緊，還是發抖到差點從床上摔下來。

這還不是最糟的。某天清晨，米瑞克在地下室運動時，聽見一聲不尋常的重擊，便趕緊衝上樓查看。一上樓就發現我失去意識昏倒在浴室地板上，全身睡衣都被汗水浸溼。我的頭頂冒出點點血珠，一張椅子傾倒在我身邊。他推測我可能是昏倒了，然後倒下時不小心撞到鋪著磁磚的牆面或石板地。我很快就醒過來，但完全不清楚自己發生了什麼事。就是從那一刻起，米瑞克堅持我們家裡的每一扇門都要保持敞開，這樣如果我發生什麼事他才聽得到。

得知我的情況，阿特金斯特醫師決定要我再次停止服用達拉非尼，後來曲美替尼也停用了，他要我暫時都不要碰這兩種藥物。停藥後，我皮膚的狀況改善了，整個人也感覺好多了。我就這樣在沒接受任何治療的情況下，休養了兩週，然後在九月一日進行另一次核磁共振造影檢查。結果顯示，我沒有長出任何新腫瘤，而且舊的腫瘤也都變得更小，甚至消失不見。接下來，我每六週都會去做一次大腦掃描。幾個月來，我們陸續用電腦刀放射手術系統治療我腦中出現的幾顆小腫瘤，讓這些小小的腫瘤萎縮。後來阿特金斯醫師雖然還是沒解除我對達拉非尼的禁令，但又讓我開始服用曲美替尼。

到了二〇一五年秋天，我依舊被惱人的皮疹糾纏著，雙手、雙臂和頭底的皮膚三不五時都會滲出鮮血。不過，我的整體精神狀態似乎已經完全恢復到過去的那個自己。我不會在住家附近迷路，也記得該怎麼做出最愛的料理，更不會再一直對家人碎碎念。我每天都能以過往正常、親切的狀態與卡夏和瑪麗亞通電話，米瑞克和我也能輕鬆愉快地共進晚餐，更能與來探望的孫子開心地玩在一塊。

過了一段時間，米瑞克開始一點一滴談起我在六、七月表現出的行爲舉止是什麼樣子。他說，那時候的我一點都不像他過去認識的那名女子，反而像是變了一個人，那時候他們都非常憂心再也找不回過去那個眞正的我。

聽完他的內心話，我向他保證自己絕對不會再用這麼苛刻的態度對他和我們的家人。只不過，我心知肚明，我的承諾或許根本只是張空頭支票，因爲萬一我的大腦又出了狀況，恐怕也無法兌現這份承諾。

有時候我會開一些愚蠢的玩笑，假裝自己精神失常，搞不清楚自己身在何方。但每次我這樣做，米瑞克總是笑不出來。幾次之後我就意識到：這樣的玩笑對他來說，就像是在傷口上撒鹽，所以後來我就再也不這麼做了。畢竟，我是唯一一個沒有親眼目睹自己先前脫序演出的人，而且從另一個角度來看，我在這個過程中，也是被傷得最輕的人。

我來過這裡嗎？

二○一六年一月，我已積極接受了一整年的抗癌治療。此時，我再度做了新的大腦掃描檢查，然後滿心焦慮地坐在客廳的沙發裡，等待影像判讀的結果出爐。我擔心，會不會檢查出我的大腦裡又長了新腫瘤。

我的手臂因淋巴水腫有點發腫，這是我戰勝乳癌造成的後遺症，如今這個症狀又在採取免疫療法治療黑色素瘤後，變得更加嚴重。

為什麼我一直都沒有盡快對這個情形做出處置？我簡直不敢相信自己竟然放任這個狀況這麼久。

我打開電腦搜尋附近有提供物理治療的醫院，想要找一位專業的物理治療師舒緩淋巴水腫。**噢，這裡有一間離家很近，就在伊諾瓦費爾法克斯醫院。**我立刻撥了通電話預約看診時間，櫃檯人員把我的看診時間安排在幾天之後，然後我就耐心地等待那一天的到來。

一月十五日早上，我用 Waze 這款導航程式替我指路和尋找該院的停車場。一進入立體停車場，我就發現低樓層的車位都停滿了，所以一路開到最上面的露天停車位，把車停在那裡。停妥車，我步出車外，環顧了一下四周。

眼前的景象好熟悉……

我心中有個奇怪的感覺，覺得自己以前好像曾經來過這裡。但是到底何時來過，我一點也想不起來。

我順著樓梯走向一樓，遵循沿途看似有些複雜的指標往物理治療部走去。這些廊道、這些電梯，還有這些指標……

我以前來過這裡嗎？

我每走一步，內心的不安和疑惑就變得更爲強烈。終於我走到位在物理治療部等候區的報到櫃檯。到了那裡，我模模糊糊地想起，自己對眼前這些景物好像似曾相識，可是我卻想不起自己過去有什麼機會造訪這裡。過了一陣子，我聽到有人叫我的名字。我抬起頭張望，看到走廊上站著一名女子。

「噢，天呀，是妳！」她大叫，「我記得妳之前說，妳絕對不會再來這裡。」

我好像見過她。慢慢地，我彷彿從前世的某一段記憶中，想起了她的名字：泰瑞莎。我們並肩走進診療室時，我也依稀認出了自己曾經見過那間診療室。

泰瑞莎問我這段日子過得怎麼樣，又是什麼原因讓我決定再來求診。

我試著向她解釋我的狀況，告訴她我之前生的病和接受的治療，還有我腦袋裡長腫瘤的事。我也告訴她，我現在對自己曾經造訪過這間醫院一點印象也沒有；此時此刻我除了認得出她的臉和想得起她的名字外，其他什麼也想不起來。

她對我露出笑容。

「我們都以爲妳再也不會回來，」泰瑞莎說，「因爲妳上次來的時候，對我們的建議非常不滿和輕蔑。我還跟我的同事說，我們再也不會看到妳。」

就在我因她的坦白而尷尬時，她趕緊補上一句，「可是現在我真的很開心能看到妳再來求診。」

突然之間，我來這間醫院求診的記憶一段段湧入腦中。我想起了自己無禮向她爭論不休、長篇大論，還拒絕聽取意見的畫面；也想起了我怒氣衝天，大步走出診間的景象。

我覺得自己的行爲眞是糟糕透頂，只能一遍又一遍地向泰瑞莎道歉，但她要我別放在心上。

「我能理解妳的情況，」她和善地說，「我之前就碰過拒絕接受這項治療的患者，因爲他們覺得這看起來跟他們不對盤，所以他們寧願繼續受苦。」她看了我的手臂一眼，然後對我說：「現在我們就來好好處理妳的問題吧！」

接下來的兩個月，我安排了十二次的物理治療會診，並徹底聽從泰瑞莎的醫囑。我學了包紮手臂的方法，也買了針對淋巴水腫特製的加壓袖套。多虧我如實執行她要我做的每一件事，手臂的狀況才大幅改善。有一天回診時，泰瑞莎神祕地對我露齒一笑，表示我是她「進步最多的病人」。

接受物理治療的過程中，我與泰瑞莎和她的同事也成了親近的朋友。我終於完成整個療程，在大家互相擁抱道別之際，所有人眼裡都泛著淚光。

回想那段日子

現在我想起那段期間發生的其他事情，畫面大多還是模模糊糊的。

我想起那名到我們家，要幫我們做蟲害防治的年輕人——同時想起在他無法說明自己噴灑的藥劑裡有什麼化學成分時，我怎麼大發雷霆開除他的畫面。我還想起了自己在街上迷失方向，尿褲子的那天。

其中雞油菇事件是最折磨我的一段記憶。曾經雞油菇是我最喜愛的菇類，也是我最愛的食物之一；我跟它們有深刻、獨特的情感連結，因爲它們會讓我想到童年和祖國波蘭。然而，今日「雞油菇」這三個字就像可怕的魔咒。我幾乎無法再大聲說出口，不然就會回想起自己那天在公園裡做的那些可怕舉動——不僅自己回想起來很受傷，亦對家人造成莫大傷害。之後，等我明白那天的行爲是精神失常表現的一部分後，我就開始把「雞油菇」這個名詞和「精神失常」畫上等號，忍不住想起那段精神失常的日子，害怕哪天又會舊事重演。這股憂懼就如鬼魅一般，每天都糾纏著我。

雞油菇事件發生快一年的時候，米瑞克才終於主動跟我談論這件事。他告訴我，那天早上，他和卡夏都有點擔心讓我自己獨自快走十二公里，可是我一直堅稱自己的狀態很好。所以依循過往的經驗，他們覺得應該相信我的感受。畢竟我在二〇一五年一月動手術移除影響視力的腦瘤六週後，又爲了徹底消滅殘存癌細胞和另外兩顆腫瘤，接受了放射治療，但隔天我馬上就跟米瑞克搭了十二個小時的飛機，從華盛頓飛到夏威夷，在那裡一起騎著單車馳騁三百多公里，而且我還在當地參加了五公里的路跑。

我們在規畫這趟長程旅行之前，曾經徵詢過艾瑟醫師的意見（任職於布萊根醫院的放射腫瘤科醫師），看看我的身體狀態是否適合從事這樣的活動。當時艾瑟醫師對我們說：「當然可以！儘管去享受妳的假期！」他的判斷是正確的，在我們那段精采的假期裡，我並沒有出現任何不適的症狀。甚至在結束那段假期的幾個禮拜之後，我還到英格蘭去玩了越野滑雪，身體也沒有一點異狀。

這就是我抗癌的態度。

二〇一〇年，我在接受乳癌化療期間，也頂著一顆大光頭和一條淋巴水腫到幾乎抓不住滑雪杖的手臂，戴著安全帽在海拔四二六七公尺的科羅拉多玩了滑降滑雪。

正因爲我個人先前曾有這些抗癌經驗，所以我從未想過自己在接受電腦刀放射手術後，必須讓身體好好休養一段時間；而且也正因爲我先前的這些經歷，所以在我對家人表示「狀態很好」時，他們都很相信我。基本上對當時的我們而言，很顯然都認爲剛做完放療手術的我，有足夠的能力在公園裡散步。

卡夏最近才跟我說，他們那時候都非常渴望我能好起來——不會隨時受到死神的召喚——所以即便她自己就是一名醫師，卻選擇相信我的說詞，不願正視她內心的顧慮。「我們太想要恢復正常的生活秩序、重返以往的日常生活了。」她說。

的確，對其他沒像我們家這麼熱愛運動的家庭來說，我那天決定要在樹林裡進行大量體能鍛鍊的舉動，看來或許是有些瘋狂。但是對我們家來說，這一點都不瘋狂。因爲一直以來，我都堅持一家人要保持運動的習慣，所以即便我正歷經癌症和放療的挑戰，依舊沒有忘掉這部分的堅持。

我的兩個孩子和夏安都跟我說，他們很後悔當初沒堅持爲我代勞，而讓我自己一人開車去找米瑞克。話雖如此，但是那時候我的火氣實在是太大了，所以他們很擔心如果硬要我接受提議，會讓我們之間的氣氛變得更加緊繃。「我那時候想，只要不開上高速公路，開在那條幾乎沒什麼車的環園道路上，應該是沒什麼關係。」維特克還表示，在面對我那些令人難受的舉止時，最擔心的就是它們會變成常態。最糟糕的是，他甚至認爲，在我辭世之前，我大概都會一直以這種冷漠的態度跟他們相處。

我的家人就跟許多家裡有精神病患者的家屬一樣，非常努力地想要適應因精神異常所表現出的「新常態」。不過就算我的丈夫和孩子知道某些脫序行爲是因爲精神出了狀況，一時之間要他們徹底揪出所有異常狀態，還是一件相當困難的事情。尤其我老是堅稱自己狀況很好，他們確實滿難判斷出我當下的性格變化是否稱得上不對勁。再者，縱使我後來的性格出現較爲明顯的轉變，我的家人也寧可選擇視而不見。因爲要承認這些轉變將成爲我的常態，是件讓他們很不安也很痛苦的事實。畢竟，要接受母親或是妻子再也無法回到自己所熟悉的樣子，該有多麼撕心裂肺啊！況且，如果他們接受了這項事實，也意味著必須更動家裡長久以來的運作模式，並且開始思考往後該由誰接管我在家中扮演的總管角色。另外，他們還必須考量到，萬一我無法再扮演好自己的角色，該由誰來告訴我這件事？又該如何完結我對家庭的這份責任感？會是誰取代我在家裡的位置？我又會爲此做出多大的反抗？他們眞的有辦法讓我乖乖就範嗎？

在我家，沒有人希望我們的幸福生活出現任何變化。因此，我們全都以鴕鳥心態拒絕接受我身患重病的不爭事實。因此，那天我們才會到那座公園，一起從事鐵人三項的訓練、採集雞油菇。就是想藉由這些我們熱愛的事情，來逃避我可能隨時都會死的殘酷事實。

運動的確有助釋放壓力，但這並非那天到公園運動的主因。我們純粹因爲過去大家總是會一塊去那裡運動，還有——我們不願意承認，一切早已物是人非。

如果至親或同事突然癱倒在地，或是半邊身體無法動彈，多數人都會認出這可能是中風的症狀，趕緊叫救護車送醫。可是大腦異常所造成的行爲轉變，可就不像上述的急性症狀這麼好辨別，通常也都不太容易察覺到這些行爲轉變所釋放出的危險警訊；某些緩慢發生的行爲轉變，更是特別讓人難以察覺，例如漸進式的記憶喪失，或是生理狀態出現一些小變化。當我們發現這些變化時，往往都會告訴自己「媽媽是因爲年紀大了才會這樣，忘東忘西沒什麼大不了的」，或者是「她之所以會變得不再溫暖親切，都是關節痛的關係」。總之，要承認性格變差的人——像我這樣變得暴躁易怒、喪失自制力和欠缺同理心——可能是大腦出現嚴重問題而需要醫師協助治療，恐怕是一件非常困難的事。

我在公園裡大鬧脾氣的時候，我的家人多多少少有察覺到異樣。但在那個當下，他們卻也不曉得自己能做些什麼來改善。加上我本來就屬於求成心切又好爭勝的A型人格，所以即便那時因爲疲憊變得暴躁乖戾，也只不過是A型人格劣化，根本不足以讓他們將這樣的表現視爲嚴重警訊。

他們確實有要我放輕鬆點，但我有聽進去嗎？那天晚上，我照舊在自家廚房準備晚飯。即便煮得很吃力，無法再輕輕鬆鬆做出整桌像樣的菜餚。但我覺得這就是自己在這個家該負責的工作，而且我一點也不想放棄手中的這份責任。

第十一章

我是抗癌倖存者

那段期間，我偶爾還是會意識到自己來日無多的事實，但我知道自己已經過了一段很充實的人生。這份信念仍存我心，讓我能在熱情擁抱生命之餘，同時坦然面對死亡。

儘管我畢生都在研究大腦疾病，但這卻是我第一次了解到大腦無法正常運作，會對生活帶來多麼深遠的紛擾。隨著我想起越來越多有關自己神經錯亂的那段記憶，也越來越害怕會再度失去自我。或許用「神經錯亂」這個詞彙來形容那時候的症狀並不是很恰當，因爲這並非是正式的診斷名詞，只是常常被用來非正式地表示諸如精神不穩定、精神失常以及狂暴和無組織的行爲。

換句話說，我的精神曾經處於一種錯亂的狀態。

然後現在，我又重拾正常了。

雖然我研究精神疾病超過三十個年頭，但我認爲，一直到自己經歷了這段大腦失控的過程，才眞正理解大腦是如何運作——還有當腦袋不聽話時，有多麼嚇人。我親身體會生活在一個無法理解又毫無邏輯可言的世界，有多令人心慌意亂。因爲你既會快速遺忘發生過的事，也無法計畫或設想未來可能發生的事。因此，現在的我總是時時刻刻在檢視自己的精神狀態，不斷用各種小方法測試自己的心智是否又悄悄地出了狀況。

比方說，我會測試自己的算術能力，或是試著記下日期，藉此查看自己有沒有忘了生活中任何枝微末節的小技能。爲了補足我在這場大病過後可能產生的任何不足，我套用訓練自己跑馬拉松的方式來操練心智，努力讓自己的思緒變得更富好奇心、更敏銳和更有邏輯性。之所以要這麼努力鍛鍊，都是因爲我非常擔心精神又會再次錯亂。

除此之外，爲了紀念這段經歷，我把它們化做文字。我內心有一股強烈的力量，敦促著自己與其他人分享這些親身經驗。透過分享，我不僅舒緩了自身的憂懼，或許也撫慰了其他跟我一樣的人。這件事成了我人生中樂此不疲的新嗜好。

二〇一六年三月十三日星期日，就在我初次被診斷出患有轉移性黑色素瘤的一年多後，《紐約時報》登載了我寫的一篇文章：〈神經科學博士的大腦失控日記〉（The Neuroscientist Who Lost Her Mind）。該篇文章見報後，立刻引起廣大迴響。我收到超過兩百封來自世界各地的電子郵件，謝謝我如實寫下經歷這段精神疾病的感受；同時，我的那篇文章也是當週《紐約時報》收到最多讀者電子來信的作品。不只很多精神病患者和他們的家人寫信給我，就連在該領域工作的醫師也來信謝謝我讓這個議題有機會引起大衆關注。其中，美國國立精神衛生研究院的前主任湯瑪斯．因賽博士，寫了封信給我，提到：「妳爲那些身患嚴重精神疾病，但外觀卻看不出任何問題的患者，做了一件非常重要的事。妳不僅提醒了我們，精神疾病跟大腦疾病息息相關，也提醒了我們永遠都要懷抱希望，人體的自癒能力無可限量。」

究竟這篇文章爲什麼會引起這麼多人的共鳴？

我想這都是因爲大腦的繁複性與神祕感始終令我們著迷。我們所思、所想、所做的一切，還有構成個人形象的基本元素，全都源自於大腦。簡而言之，就是大腦成就了我們。所以不論我們的心智是因爲生病或老化出了狀況，致使自己失去最珍貴的人格特質，都會讓人驚恐不已。也正因爲這樣，大家才會如此渴望知道更多有關心智和精神疾病的眞相，希望終有一天能夠徹底了解並治癒它們。

抗癌倖存者

二〇一六年四月，一封平淡無奇的信件出現在我家信箱裡。打開信時才訝異地發現，我竟然被冠上了一個我從未想過的非凡頭銜：抗癌倖存者。原來二〇一六年五月六日，隆巴迪綜合癌症中心要舉辦一場黑色素瘤倖存者的年度午餐會，而我是阿特金斯醫師和他的團隊邀請的賓客之一。

倖存者。我是倖存者？他們一定是搞錯了。我又還沒痊癒。硬要說的話，我充其量只算得上是一名病情獲得緩解的癌症病人。老實說，以我當初被診斷出腦中有黑色素瘤，且預估只能再活個四到七個月的不樂觀情況來說，此刻已持續抗癌十六個月、還能活蹦亂跳的我確實是個奇蹟。但是，現在我全身的皮膚仍布滿皮疹。況且，誰曉得還有多少癌細胞潛藏在體內，準備伺機萌發出一顆顆的腫瘤？

可是事實擺在眼前，在這封正式的信函中，的確給了我這麼一個珍貴又出乎我意料的榮耀頭銜。

「倖存者」的定義是什麼？要符合什麼樣的條件才能加入這個特殊的俱樂部？收到這封邀請函後，有好幾天的時間，我一直反覆思考這個令人驚訝的新身分。我很好奇，「倖存者」一詞就最基本的層面來看，應該是指一名患有重病卻仍存活著的人。至少就我目前的情況解讀，它所代表的應該是這個意思。如此一來，這雖不是什麼負面標籤，但就某種程度來說也不完全是個令人滿意的象徵。也或許，「倖存者」一詞包含了所有最近身上沒有任何（現有科技可檢測出）病兆的人。對我來說，後者定義似乎太籠統，太仰賴近代診斷工具的正確性。黑色素瘤可以在人體休眠、潛伏好幾年，然後靜待適當的時機從體內深處竄出，殺個人類措手不及。倘若這張午餐會邀請函上的「倖存者」，單純是指某人的癌症已經無法以現行檢測工作偵測到的話，那麼這個做法眞是大有瑕疵。

我上網搜尋了「倖存者」的基本定義，發現這個名詞代表的意義爲：一名歷經困境、創傷的人，在奮鬥過後，依然保有一己之力、對社會有所貢獻。

這樣的定義好像比較激勵人心，至少「保有一己之力、對社會有所貢獻」這句話就深得我心。但我還算這樣的人嗎？

其他參加這場午餐會的人又是什麼狀態？他們有失去哪方面的能力嗎？是不是仍保有一己之力、對社會有所貢獻呢？

我的腦袋開始一直繞著這個念頭打轉，並且開始審視自己的人生，還有我所做過的一切好事和壞事。我想到此生所愛的每一個人，特別是我帶到這個世界並拉拔他們長大的卡夏和維特克。我算是成功的人嗎？我有什麼成就？我該用什麼來衡量自己人生的成功與否？是職場上的豐功偉業（舉辦了數百場科學講座、發表無數篇的研究論文），還是我傾力照顧的家人（他們伴我度過了那些黯淡又悲苦的人生寒冬）？我腦中浮現依舊天眞、可愛的孫子——塞巴斯蒂安和盧西恩，他們總是在前門的廊道上，翹首盼望親愛的外婆從華盛頓特區來看他們。

然而我的人生並非盡如人意。我對自己第一段破碎婚姻仍然耿耿於懷，並且對自己沒有在第一任丈夫罹患黑色素瘤時，好好陪在他身邊對抗癌症的行徑感到非常愧疚和後悔。所以現在的我到底算是什麼樣的人呢？我算是保有一己之力、對社會有所貢獻的人嗎？

午餐宴當天，天氣寒冷陰沉又飄著雨。我不確定自己是否想去那個會場，跟一大堆我不認識的人處在一塊；而且與會的人過去——說不定就連現在——都徘徊在死亡的邊緣。但我不允許自己有絲毫退縮的念頭，所以驅逐了心中不甘願的念頭，然後跟著米瑞克、維特克和夏安一起前往會場。

舉辦午餐會的喬治城大學醫院會議室裡，擠滿了超過七十名與會者，這些人包括：阿特金斯醫師等醫護人員，還有約三十名的黑色素瘤患者跟他們的親友。我認出裡頭有好幾張之前在癌症中心看過的熟面孔，雖然先前我並不曉得他們跟我一樣是爲黑色素瘤所苦。今天，我們每個人看起來都很健康，臉上都掛著笑容。

就我目測，參與這場午宴的倖存者年齡從三十歲後段班至八十多歲不等，其中又以六十幾歲的患者居多。幾乎每位倖存者都很熱切地分享自己的故事，像是症狀、診斷和治療過程等。這種感覺就猶如一群剛從沙場上歷劫歸來的士兵，在作戰情緒還深刻鮮明之際，互相將自身的經驗分享給彼此；由於彼此都有過類似的艱困經歷，所以在分享的過程中，也格外能體會各自的箇中辛酸。

一位女士告訴我們，她十五年前就被診斷出患有早期的黑色素瘤。不幸的是，最近這幾年，癌症竟然轉移到她全身上下的各個部位，就連脊椎也難逃一劫。雖然她現在看起來必須承受不良於行的後遺症，但多虧接受了免疫療法，才讓她死裡逃生。她說自己BRAF基因沒有突變，所以無法受惠於我後來接受的標靶療法。在她面帶微笑向大家敘述自己的抗癌歷程時，她的丈夫全程都在一旁握著她的手。

另一位年約七十歲的退休男醫師，在六年多前被診斷出患有末期黑色素瘤。一開始黑色素瘤沒有在他的皮膚上留下任何病兆——這種情況很罕見，但並非沒有先例——反倒是直接在他的體內胡作非爲。他笑著告訴大家喬治城醫療團隊將他從鬼門關前拉回來的過程，以及他現在的狀態有多棒。

還有一位看起來年紀跟退休男醫師差不多的矮胖勇健男子，自誇酒量有多好（平日一天喝超過二十瓶啤酒，週末動輒豪飲三十瓶），還告訴大家他在自己居住的南方農場裡精心飼養了好幾匹馬和一窩雞。爲了對抗末期黑色素瘤，他曾經接受過各種治療，但並不是每一種療法都能對他的病情有所幫助；直到後來參與這場免疫療法的臨床試驗，他的黑色素瘤才終於有效受到控制。遺憾的是，雖然控制了黑色素瘤，在此同時身上卻又出現了別種癌症。所幸他很樂觀，一點都沒有被眼前的這些逆境左右情緒，依舊十分期待自己能重返家園，享受騎馬和飲酒的樂趣。

坐在我們這桌最遠端的一對夫妻，是從佛羅里達州來的。就在他們退休的幾週後，太太被診斷出患有黑色素瘤。佛羅里達州的醫師告訴他們，她很快就要蒙主寵召了，因爲現行的療法對她的病情都沒有太大的幫助。不過，後來她自己找到這個在喬治城舉行的免疫療法臨床試驗機會，而且截至目前爲止，這套療法已成功擊退了她的黑色素瘤。現在，他們只須每隔幾個月到隆巴迪綜合癌症中心檢查、掃描，追蹤病況，即可重返陽光普照的佛羅里達州打高爾夫球。

我們還透過兩段簡短的影片，看到另外兩位成功受惠於這套療法的倖存者。一位是四十多歲的女士，她在影片裡娓娓道出發現自己大腿上的一顆大腫瘤竟然是黑色素瘤，並被醫師宣告來日無多。她拍攝這段影片時，三名年幼的孩子——兩名女孩，一名繼子——也在一旁圍著她打轉，不時對她咯咯發笑或討個抱抱。畫面中的她，雖然走路有些不太方便，但她臉上始終帶著靦腆的微笑。另一段影片的主角是位八十多歲的老先生，接受治療前，他光裸的頭皮上長了一顆巨大又嚇人的腫瘤。他說免疫療法就像是一把神奇的魔杖，讓他頭皮上的腫瘤消失無蹤。

逐漸跟與會賓客打成一片之際，我認出布莉姬特，她是阿特金斯醫師的護理師，我在一年前加入這個臨床試驗時認識她。她稱讚我整個人看起來很健康。

「妳還記得那天在阿特金斯醫師的辦公室裡，你們圍繞在我身邊，聽到我的大腦被好幾顆新生腦瘤壓迫的情景嗎？」我問她，「當時的狀況很絕望嗎？所以妳才會忍不住落淚？」

「我當然還記得當時的情景，」她說，「但我很抱歉那時候在你們面前哭了。我應該走出辦公室迴避才對。」

「不，不，妳不需要這麼做。」我說，「流淚是人之常情。況且，妳這樣的表現反而奇妙地賦予我一些力量，讓我明白如果自己死後，還有人會在乎我、爲我哀悼。我們都是群居的動物，理當要關懷彼此，對彼此的苦痛感同身受。展現自己的情感並沒有什麼不對，我只是希望以後可以更常看到這般的眞情流露。」

之後，我又跟一位倖存者的妻子簡短地聊了一下天。她的丈夫已經晉升爲祖父輩，有一對八個月大的雙胞胎孫子，在接受免疫療法後，身上的腫瘤馬上就消失了。她表示自己非常開心丈夫有機會看到這對雙胞胎的誕生，並享受含飴弄孫的天倫之樂。「他是很樂觀的人。」她說，「治療過程中，這些藥物的副作用有多麼折磨他，我全都看在眼裡。那些副作用甚至差點奪走他的性命，但這段期間他不曾有過怨言。」

阿特金斯醫師向所有人簡單扼要地介紹這套讓我們倖存的免疫療法，以及整個臨床試驗的概況。他說，這場免疫療法的臨床試驗相當成功，大多數倖存者都可以再享受一段人生。語末才補充，只有一名患者在這場試驗中辭世。

「過去幾年，我們並不會舉辦像這樣的午餐會，」阿特金斯醫師說，「因爲絕大多數的受試者可能都無法存活。」

對在場的某些人來說，他所說的話或許會有些刺耳，但卻是實話。要不是他讓我接受了這項免疫療法，今天我肯定無法出席這場午餐會，對在場許多倖存者而言，也是同樣的情況。這套神奇的新穎療法出現前，大部分黑色素瘤末期患者都不太可能有活命的機會。事實上，免疫療法不僅是黑色素瘤的靈丹妙藥，也適用於許多其他癌症。雖然它還不能幫助到每一個人，只能讓最幸運的病患受惠，但是它確實有其功效。我們這些末期黑色素瘤的倖存者就是活生生的見證。

阿特金斯醫師結束簡報後，大家都有很多問題想要請教。當然，其中最主要的還是關於我們之後的命運。

我們該怎麼確定這個疾病不會再找上門來？「這一點誰也沒辦法給任何保證。之後還是必須常常檢查、追蹤身體的狀況。」他說。

由於黑色素瘤跟遺傳有關，我們可以做些什麼保護我們的孩子？「就目前而言，醫學在這方面尚無能爲力，但我們可以盡量避免讓孩子曝曬於陽光之中，並且時時爲他們塗抹防曬霜。」他建議。

正面的態度和強烈的生存意願會影響生存率嗎？「也許會，」他說，「雖然我們不太確定這對生存率的影響有多大，但至少它們對人體絕對無害。」

其他同樣患有黑色素瘤，但無緣參與這場臨床試驗的病人，該如何支付這套免疫療法藥物的可觀醫療費用？「我們目前還沒有答案，」他說，「但這顯然跟你保險的承保範圍有很大的關聯性。」

接受這套療法的患者該如何應付這些藥物的毒性，以及整個療程可能產生的致命副作用？「我們一直努力提供受治者其他專業的輔助醫療，化解這些副作用，但有時候以現今的醫療技術還是無法徹底消除這些副作用。」他說。

餐會尾聲，一位攝影師幫所有人和阿特金斯醫師的團隊合影，就像是在拍畢業照一樣。餐會結束，我們還是持續不斷地爲人生奮鬥，用一己之力貢獻社會，做個名副其實的倖存者。

延遲性副作用

二〇一六年五月底，經過多次掃描皆顯示我的大腦已無新的腫瘤後，我就停止服用曲美替尼了。這對我是一大解脫，也了卻我心中的一大憂慮。停藥後，糾纏我多時的可怕皮疹幾乎立刻就消失，我整個人也舒服多了。只不過，停藥時我的腦袋裡會發生什麼事？那些腫瘤會復發並再次攻擊我的身體嗎？阿特金斯醫師看起來信心滿滿，認爲我體內的黑色素瘤都已經被擊退，呈現他口中的「中止播種」狀態——即黑色素瘤細胞不會再透過我的血液循環系統，散布到身體其他地方。能聽到他說我的癌症可能已被徹底根除的消息，確實讓我放心不少。但是不再服用這些藥物後，我總覺得自己好像沒穿救生衣的激流泛舟者，心裡始終不太踏實。

然後，二〇一六年七月底，我的腦袋裡又出現了新的腫瘤，此時我已經停止治療好幾個月。這次的腫瘤長在小腦，位在掌控自主運動的腦區。但是它的體積很小，所以並未產生任何症狀。幾週後我進行了電腦刀放射手術，將這顆小腫瘤摧毀殆盡。

二〇一六年的整個夏季，我都在慢慢地找回過去的自己。我跑步、游泳、騎單車，還跟米瑞克一同旅行，造訪散居在不同城市的家人們。能夠遠行是個很棒的轉變，在他們眼中，我也不再是重病的母親或姊妹——大家都很珍惜這樣的時刻，因為誰也不曉得每一次的相聚，會不會成了彼此的最後一聚。

現在我的腦袋裡雖然已經沒有腫瘤，但另一場災難卻正悄悄在醞釀：腦組織壞死。這是放射治療的延遲性副作用，嚴重的話甚至可能致命。

放射治療過後，除了腦瘤的位置會產生壞死組織，周邊組織也或多或少會出現壞死現象。近日這種情況在癌症患者身上更為常見，因為有越來越多患者會同時接受放射療法（如立體定位放射手術或電腦刀放射手術系統）和免疫療法；儘管這兩種療法雙管齊下，可以提升破壞腫瘤的效果，但同時也會增加周邊健康組織受損的風險。

腦組織壞死之所以被稱為放療的延遲性副作用，是因為其症狀可能至少要等到放療結束一年後才會浮現。二〇一六年八月底，從我初次以放療治療腦瘤算起，已經過了約十四個月，也該是時候感受到腦組織壞死的症狀了；而我腦中第一個發難的位置，就是額葉皮質，之前體積最大的腫瘤就長在那裡。

那時，我正準備和瑪麗亞一起去新罕布夏州的白山健行。雖然我有注意到左眼上方視野有個盲點，但我一開始並沒有特別留意，還認為那或只是輕微白內障的徵兆，打算無視。遺憾的是，接下來短短幾天之內，我的左眼視力就迅速惡化，彷彿有扇簾幕由上至下，逐步遮掩住我的視野。隨著日子一天天過去，左眼視力狀況也越來越糟。後來，醫師緊急為我做了腦部和眼球的核磁共振造影檢查，才證實心中所懷疑的情況：眼睛本身並沒有任何問題，出狀況的是視神經。由於我之前長在額葉皮質的腫瘤，位置非常靠近左側的視神經，所以放療後的副作用才會傷害到那條神經。這個損壞已確診為不可逆的視神經病變，完全無法治療。也就是說，我將永遠失去左眼視力。往後的日子，我必須學習如何用一隻眼睛生活。

兩天後，我飛往波士頓和我的姊妹碰面，準備要去健行三天。直到最後一刻，我才決定在戶外用品店REI買組登山杖，以免失去半邊視力的我難以保持平衡。這組登山杖很輕，使用起來也很順手。在我們這趟充滿挑戰的旅程中，它們簡直就是我的救命杖。因爲在左眼失明的情況下，我也同時失去視覺深度，無法精準判定眼前景物的遠近。剛走上華盛頓山布滿岩石又陡峭的山路時，我老是跌倒，因爲我很難估量地面的坡度；爬坡和下坡的路段時，更是格外吃力。不過在一陣跌跌撞撞後，我很快就適應單邊視野，愉快地順利走完原訂的三天登山路線。

回到維吉尼亞州的家，還有更多的事情等著我重新學習。比方說，要怎麼在不跌倒的情況下跑步——有好幾次結束每日晨跑後，我的膝蓋和手掌都鮮血淋漓；要怎麼騎單車——我在單車上加了一個後照鏡，這樣我就不會一頭撞進位在左側的物體；要怎麼打字和閱讀——我必須重新定位視野的中心位置；要怎麼開車——每次要變換車道前，都必須把頭整個轉到要切入的那一側，每次看到這個景象，米瑞克都會打趣地說我變成了一隻貓頭鷹。除此之外，我還必須重新學習要怎麼在沒有視覺深度的情形下滑雪。原本我都是滑專家級雪道（編注：double diamond run，一般是非常陡峭或有如雪道狹窄、大風等危險，或存在懸崖、樹木、岩石等障礙物），左眼失明後我就自動將自己的滑雪等級降一級，只會去滑業餘玩家的高級雪道（編注：single diamond trail，較陡峭，斜率四〇%以上）。所幸，游泳對我來說還是很輕鬆。在泳池裡我不會碰撞到任何東西，前進的時候也只須跟著池底的水道線前行即可。

熱情擁抱生命之餘，同時坦然面對死亡

這是一段緩慢推進的過程，但在這段期間我的記憶依然不停地逐漸回歸腦中，尤其是二〇一六年春天開始寫這本書的時候。我試著將這些零散的記憶片段拼湊在一塊，然後常常在東拼西湊之下，就突然回想起了整個事件的始末。

當然，還是會有些我想不起的空白記憶，所以我有時候會尋求家人的協助。只不過，他們通常都不太想重提往事。多半會說想不起來了。我想那或許是眞的。畢竟對他們來說，那段日子實在是太痛苦了，如果一直記著肯定很難受。另一方面，他們可能也擔心我會再變成那個刻薄的樣子，成爲他們記憶中對我的最後印象。

二〇一七年春天，卡夏問塞巴斯蒂安還記不記得我之前凶他的事。此時距離發生這件事已經兩年了，塞巴斯蒂安已經長成十歲的瘦高男孩，並且展現出極佳

的跑步天分。他說不曉得媽媽在說些什麼，因爲他完全不記得有發生過這類事情。

坦白說，要我想起那些事件的情景也不是件容易的事。直到現在，我還是對自己初次進行物理治療時，如此無禮對待泰瑞莎的行徑感到羞愧；即便後來再次相遇時，她馬上就原諒了我。我對自己在大腦失控時，對塞巴斯蒂安、卡夏、維特克和米瑞克做出的苛刻行爲同樣感到汗顏，尤其是那時對米瑞克的態度更是讓我格外心痛。我心中依舊有道揮之不去的瘡疤：我憂懼自己的病情隨時會再次毫無預警地爆發，變成人人避之惟恐不及的蠻橫傢伙。我身上潛伏著無數難以預測的變數，它們就跟我擔心未來會無法控制自己舉止的想法一樣，時時刻刻糾纏著我，讓我不得不接受它們會是我餘生不可擺脫的一部分。

即便上次參加超市開幕活動、觀看妮娜西蒙紀錄片已經是許久之前的事，但最近只要一想到當時的光線和聲響，我仍會被記憶中的巨大樂音、耀眼生命力和晦暗死亡威脅，撼動到渾身顫抖。在觀賞那部充滿情感的電影時，死亡的念頭就像是頭飢餓的猛虎，驀然朝我撲來。

在我身處這段磨難的整個過程中，我從未因死亡感到恐懼。因爲我認爲死亡只不過是一場不受夢魘侵擾、感受不到任何喜樂的長眠。然而，現在回過頭來看，我很訝異自己當時竟然能如此淡定、冷靜地看待總是遊走在死亡邊緣的日子。事實上，此刻我可以很肯定的說，那時之所以會這麼常搞不清楚自己發生了什麼事，可以算是一種自我的防禦機制。儘管那段期間，我偶爾還是會意識到自己來日無多的事實，但我知道自己已經過了一段很充實的人生。這樣的見解，無形中給了我很大的力量與平靜。今日，往昔這份信念仍存我心，讓我能在熱情擁抱生命之餘，同時坦然面對死亡。

不置可否，我還是會擔心自己的心智狀態。因爲不論從意象上或實際面來看，我的大腦在經過這一連串的折騰後——腫瘤、放射治療和藥物治療——早已傷痕累累，永遠都不可能恢復到從前的模樣。也就是說，在我大腦已不同以往的前提下，我的表現也不可能跟生病前一模一樣。可是，奇怪的是，我卻覺得自己跟以前沒什麼不同。這或許是我的大腦已經重新修復其受損的區域或連結，讓它們恢復原本的結構和功能。也或者，其實我只是沒有發現自己的轉變，便全然擁抱這個全新的自己。我的家人認爲，我的狀態大概介於兩者之間——但眞相究竟爲何，我們永遠不會知道。

至少，在某個層面上，我的思想確實跟以前有所不同：我更懂得生活。現在我每天都會很用心感受日常生活中的大小事。當我看到樹頭的枝枒隨風搖曳，花瓣從院子裡盛開的花叢中散落地面，我會想：「這個世界眞美麗。眞開心自己能夠死裡逃生，欣賞這一切。」

在可預見的未來裡，我可能必須接受更多的大腦掃描和檢測，並且焦躁地等候檢查結果。說不定哪天我又會被檢查出某些意想不到的病變，需要接受更多治療。我面對的疾病就像特別強勁、難搞的對手，要擊敗它除了需要最新的醫療科技，還需要我在參加鐵人三項比賽時的必備條件——鋼鐵般的意志以及身心。這是一場永無終點的長期抗戰，在這場競賽中我不會贏得任何獎牌、榮耀和歡呼，但能與我深愛的人共度每一天，就是我在這場戰役中最大的滿足。

〈後記〉
以團隊合作戰勝人生

之前，爲了把重心放在養病、家人和工作上，我下定決心不參加任何競賽活動，至少近期內都不會考慮。但是，二〇一六年十二月，我們全家決定報名在康乃狄克州密德伯里舉辦的「夸西REV3鐵人三項」，該場競賽又有「東北野獸」的封號。它在每年六月舉辦，是一場特別嚴峻的競賽。我們要報名的半鐵人三項組別總賽程爲一一三公里，競賽項目包括越野單車、跑步和在冰冷的湖裡泳渡兩公里。過去我們一家人從未嘗試過如此具有挑戰性的事情。

起初，我沒什麼興致規畫自己的鍛鍊計畫，覺得這簡直是開了張大支票，竟然會認爲自己有能力參加一場運動員等級的體育競賽。萬一幾個月之後，我又長了新腫瘤怎麼辦？萬一我的大腦又腫起來怎麼辦？我怎麼敢保證自己到六月的時候，能保有良好的體能狀態去參加這場競賽——甚至是還活在這個世上？但是我沒有將心中的憂懼告訴任何人。除了我之外，完成報名後的那幾天，家中其他成員全都對我們——尤其是我——能夠一起重返運動賽事感到興奮不已。於是，我放棄無謂的顧慮，開始鍛鍊。

當我重新照著自己二〇一五年一月，還沒發現腦瘤前擬定的鍛鍊菜單操練體能時，我心知肚明，自己絕對無法獨自完成整場三鐵競賽項目，因爲我的肌力和耐力皆大不如前。所以報名時我們決定三人一組，以團隊參賽，一人負責一項競賽項目：米瑞克負責單車，傑克負責跑步，我負責游泳。我們的孫子盧西恩和塞巴斯蒂安，則興致勃勃地爲自己的兒童組鐵人三項做準備；至於卡夏，她會獨自完成所有半鐵人三項的競賽項目。

整個二〇一六年的冬天，我都在鍛鍊體能。一週有四天，我會到附近的泳池游泳，還有好幾天會在室內騎腳踏車和跑步，藉以增加體力、肌力，以求恢復生病前的狀態。不過，我發現這比我想像中困難許多。儘管生病時，我依舊保持活動的習慣，差不多每天都會走上很長一段路，也常常跑步，但我的肌肉量還是掉了很多。實際上，我早跟以前的我大不相同，靈活度和平衡感都不若以往，也因爲只剩一隻眼睛看得見，所以視力變得很差。再者，缺損的視力常常讓我搞不清楚東南西北；這不僅使我很容易在新環境裡迷失方向，就連在家中後方的熟悉小徑行動，都會因此被凹凸不平和滿是藤蔓的路面絆倒。

縱使我對自己能否參賽還是心存疑慮，但在這幾個月裡，我的日常訓練從來沒有斷過。我喜歡在陽光剛從枝枒間閃現、鳥鳴啁啾響起之際，穿上運動鞋，綁好鞋帶，出門跑入冷冽的早晨。春天來臨時，一打開大門，我就會聞到丁香花撲鼻的迷人香氣。每一天，我都會增加自己跑步的距離和速度。雖然每每晨跑完，總是全身痠痛又精疲力盡，但我的內心卻充滿喜悅。然後，我會帶著這份愉悅的心情享用一杯熱咖啡和一塊杏仁可頌麵包，做爲晨跑後的獎賞。

在泳池，我喜歡戴上泳鏡，潛入深水中游泳。我的雙臂劃開柔滑的水面，肺臟因大口吸進的空氣而盈滿，富有節奏和力量的泳姿，讓我在水中不停向前推進。日子一天天過去，游泳對我來說也越來越輕鬆、順手，幾乎毫不費力。即便我還是沒辦法游得像以前那樣快，但是在泳池裡，我已經能感受到跟過去一樣的成就感，並且十分享受被池水環抱的感覺。

不過後來，我穩定進步的健康狀況又突然殺出了程咬金。

二〇一七年五月的某天下午，剛好是比賽的前兩週，我坐在美國國立精神衛生研究院的辦公室裡，左腳開始莫名不受控制地抽動。我試著想要停止，卻一點辦法都沒有。雖然抽動的時間非常短暫，大概只有持續三十秒左右，但我還是嚇壞了，因爲我知道它背後代表了什麼：我的大腦又出狀況了。

我馬上去做了核磁共振造影，結果顯示我右側運動皮質出現了一點面積不大，但令人憂心的坑洞，而該腦區主要是負責控制左手和左腳的動作。快兩年前，這個部位曾接受過放射治療，此刻這一點坑洞就是當時放療產生的延遲性副作用；該處充滿死亡的細胞殘骸，阻斷了健康腦細胞的運作，因此導致我的腳突然不受控制地抽動。

出現腦組織壞死這個放療的副作用可不是好消息，這表示我大腦的恢復情況不是很好。知悉這個消息的當下，我的第一個反應就是必須取消比賽，專心治癒大腦的損傷。

爲了改善大腦因組織壞死造成的發炎和腫脹，阿特金斯醫師又開了類固醇藥物給我，並且向我解釋，他打算如何長期治療我受損的大腦組織。他希望我每三週回診一次，以靜脈輸液的方式接受「安維汀」（Avastin，學名 Bevacizumab）這種抗癌藥物的治療。這款藥物原本是應用在腫瘤上，因爲它能中斷癌細胞的血流供應鏈，達到阻斷腫瘤生長的效果。我沒有長出任何新的腫瘤，但阿特金斯醫師希望能透過安維汀的力量，封閉我大腦裡滲漏的血管，藉以中止大腦水腫和受損組織發炎的狀況。他說，沒有人知道安維汀到底能不能對我的狀況有所幫助，因爲很少有人用它來治療這種因放療造成的傷口，所以成效仍不太明確。不過他同時也告訴我們，目前沒有其他的療法可以解決這個問題，這是當前最佳也是唯一的治療方式。

我跟阿特金斯醫師提到自己即將參加鐵人三項比賽的事，他不建議我在湖裡游泳，還反問我：「如果妳在水中突然癲癇發作該怎麼辦？」

我花了幾天的時間思量是否參賽。後來，我決定按照原定計畫，完成我負責的兩公里泳程。我打了通電話給該賽事的主辦單位，詢問他們能不能派一名陪泳者，確保我在湖裡游泳的安全。沒多久，這場鐵人三項的後勤人員丹尼爾．戴賀尤斯主動致電，說他很樂意當我的陪泳員。「這是我的榮幸，」他說，「我讀過妳在《紐約時報》上的文章，妳走過了一段非常不凡的路程。」維特克也自告奮勇擔任我的場勘小幫手，在比賽前一天陪我游一趟競賽路線，熟悉整個泳程。

這場賽事將在六月四日星期天展開——那天也是卡夏的生日——但天氣看來似

乎不會太好。比賽前一天，米瑞克和我開著車，一路從維吉尼亞州北上康乃狄克州。途中烏雲不斷在空中聚攏，飄下毛毛細雨，氣溫也越變越冷。下午我們抵達康乃狄克州的沃特伯里，入住當地的漢普頓旅館。我和米瑞克都對明天可能面對的危險感到焦慮，因爲雨水讓山路變得濕滑，低溫的湖水可能引發癲癇，而且長距離的賽程對我倆的體能將是很大的挑戰。儘管如此，我們還是義無反顧地投入，利用下午的時間開車到飯店附近的夸西露天樂園和卡夏碰頭，打算先熟悉一下比賽的路線。會合後，米瑞克和卡夏很快就騎著他們的單車消失在起伏的山路中。這時候維特克也剛從匹茲堡來到這裡。在他的陪伴下，我滑入湖水之中。

我穿著長袖防寒衣，下水時驚喜地發現水溫並沒有想像中的冷！在這個甜蜜又美好的一刻，我看見湖面波光粼粼，蔥鬱的山林就環繞在湖泊四周。我和維特克愉快、穩定地在湖裡游了幾百公尺才上岸。米瑞克和卡夏探完單車賽道的路況後，表示因爲有不少或上或下的陡坡，加上天雨路滑，整條路騎起來有些令人膽戰心驚，不過至少現在他們心裡對明天的情況已經有個底了。

當晚，我和米瑞克依舊爲隔天的命運焦慮不已，整個晚上都翻來覆去，難以入眠。凌晨四點半，我們聽到樓上的聲響，其他要參加鐵人三項的房客已起床，以及大廳傳來的嘈雜人聲，於是也起身準備前往會場。簡單吃過早餐後，驅車到湖邊。抵達時，太陽才升起沒多久，而我們很幸運地在擁擠的停車場裡找到好位子。

昨晚雨就停了，清晨的氣溫雖然還是有點低，但天氣看起來好多了。第一道陽光衝破雲層、撒落大地的時候，湖面染上一層金黃色澤，讓平靜無波、閃耀著晨光的湖水看來就像一罈蜂蜜。我們拿著各自的裝備，前往參賽者準備位置。渡湖是整場賽事的第一站，其次是單車，最後才是跑步。米瑞克於交棒地點就定位，並爲他的單車輪胎打了最後一次氣。我再次確認這條離湖岸約兩百公尺的交棒路徑，以確保上岸時可以順利將記錄每隊成績的計時晶片手環交給米瑞克。爲了避免自己忘了交棒的地點，我反覆走了那段路好幾次。

湖岸上聚集了數百名參賽者，我在人群裡發現等著我的丹尼爾。他又高又壯，友善的態度更讓我對這趟泳程充滿信心。此時，卡夏身上也穿著她的黑色防寒衣，我覺得我們就像一群聚在這小小湖畔上的海豹！我的裝扮格外顯眼，因爲我頭上帶著一頂特別的紅色泳帽，是專爲游泳期間身體可能會不適的參賽者準備的。儘管無法獨立參賽，但我還是對自己能夠參與感到驕傲。我的游泳出發順序被安排在倒數第二批，卡夏則是最後一批出發的參賽者，會晚我五分鐘入湖。

在我準備跳入水中時，我聽到擴音器傳來這樣的廣播：「芭芭拉．麗普斯卡，對抗過多種癌症的鬥士，此刻準備開始賽程！」聽到這個廣播，我腦中一閃而過的念頭是：「這個噱頭一定是傑克的主意！」因為在賽前兩

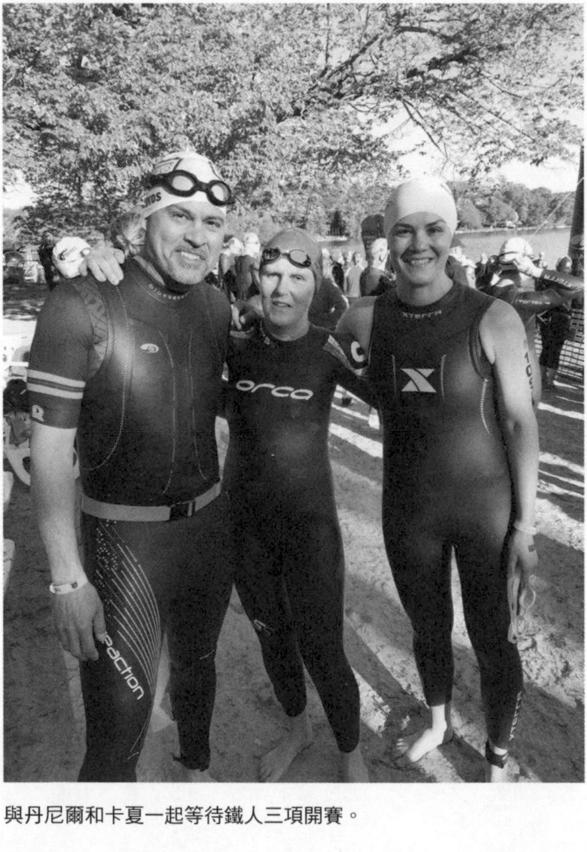

與丹尼爾和卡夏一起等待鐵人三項開賽。

週，傑克在《華爾街日報》上寫了一篇關於我們這隊不凡組合的故事，名爲〈挺過蘇聯政權與小兒痲痺，從容參賽鐵人三項的生命鬥士〉（A Triathlon Is Easy Next to Soviets and Polio），旨在讚揚我、米瑞克和我們一家人。（完賽後我才知道，原來這個廣播是丹尼爾的主意！）

我跳入水中時，在場的所有人都爲我熱烈歡呼！接下來，我耳中只聽得到水花的聲音。我的手臂劃過水面，雙腿規律地打著水。我努力讓自己不要離開丹尼爾的視線，他就游在我前方，強壯的軀幹上用繩子綁著一個紅色的救生浮標。能跟著他這麼自在游泳的感覺很棒，有他的陪伴讓我十分安心。

就在我看見標註泳者要首次轉向的巨大橘色浮標時，卡夏游到我旁邊。雖然我比她早下水，但她已經要超過我了，我們交會的片刻，她大喊：「媽，妳還好嗎？」

「我很好！」我在一片喧囂中大聲回應，然後繼續向前游。

在丹尼爾的陪伴之下，我游得很放鬆，而且很開心自己能夠親身參與這場賽事。最後我花了五十分鐘的時間，游完了這兩公里的泳程。當我們抵達淺水區，從水中站起時，丹尼爾和我高興地擁抱了一下，岸邊的一小群人也再次熱情地爲我們尖叫和歡呼。

我盡可能以最快的速度跑向米瑞克。他親了我一下，同時接下我們的記時晶片手環，然後向丹尼爾道謝，並給了他一個大大的擁抱。

「生活就是一場團隊合作！」米瑞克滿心歡喜地說。他騎上單車準備啓程的時候，又轉過身對我們大喊：「還有別忘了，我親愛的老婆，我們會一起征服癌症這頭猛獸的！」

致謝

謝謝我的家人，永遠陪伴在我身邊，並在我人生最艱難的時刻照顧我，尤其是我的丈夫米瑞克。謝謝我的孩子，卡夏和維特克，給我滿滿的愛，並一直守護著我。謝謝我的姊妹瑪麗亞，爲了找到拯救我性命的最佳方法，付出了驚人的心力。謝謝我一對兒女貼心的伴侶，傑克和夏安，還有我姊妹的先生里夏德；謝謝你們給我的堅定支持。我還要謝謝傑克，要不是你鼓勵並協助我寫出刊登在《紐約時報》上的那篇文章，就不會有這本書的誕生，也謝謝你介紹伊蓮跟我一起合著這本書，讓她成爲我的好朋友。

謝謝阿佳塔、傑森和甄，謝謝你們低調地爲我的倖存慶賀。我還要感謝大家庭裡的慈愛家人，塔瑪和保羅，在我最需要你們的時候當我的良師益友；史蒂芬和貝蒂，感謝你們給我許多幫助和支持。最後我要謝謝這一對孫子，盧西恩和塞巴斯蒂安，是你們伴我度過了人生中最黑暗的時光。

我還要感謝那些曾經治療、照顧過我的醫師：照顧我健康將近三十年的超棒家庭醫師，旭馬翰醫師；喬治城隆巴迪綜合癌症中心的阿特金斯醫師和他的團隊，尤其是團隊中的凱莉；波士頓丹娜法伯癌症研究所的醫療團隊，特別是霍迪醫師（黑色素瘤中心和免疫與腫瘤中心的主任）、鄧恩醫師（我的神經外科醫師，任職於布萊根婦女醫院），以及優秀的放射腫瘤專科醫師艾瑟醫師。

我也要跟美好的物理治療師泰瑞莎說一聲謝謝。

特別感謝我的朋友賈斯基博士，幫我審閱本書的內容。謝謝其他幫助我完成本書的眾多醫師，包括：狄克森醫師、史威格勒醫師、卡勒威許醫師、豐班恩醫師和派爾斯醫師等人。我們也很感謝額顳葉退化協會的執行長蘇珊，以及美國運動障礙基金會的沃倫鼎力相助。

我也要非常謝謝美國國立精神衛生研究院的院內研究部門同事，還有人腦資料庫的夥伴和朋友，都相信我會康復。特別感謝美國國立精神衛生研究院研究部門的主任阿瑪瑞博士，臨床部門的主任包博士，還有行政部門的主任格溫多琳。

我與我的合著者伊蓮，都想謝謝里歐拉的鼓勵，並萬分感謝杰克的無限關愛和支持。

還必須謝謝我們隸屬亞維塔斯創意管理公司的文學經紀人埃斯蒙德和南，謝謝他們對我們的指導、支持和好脾氣。

謝謝我們強大的編輯，艾利克斯和皮拉爾，他們一開始就相信這本書能夠成形；最後，也要感謝霍頓·米夫林·哈考特出版社裡每一位成員對這本書的戮力支持。

國家圖書館出版品預行編目資料

我決定好好活到死：一位腦科學家對抗大腦病變的奇蹟之旅／芭芭拉．K．麗普斯卡（Barbara K. Lipska），伊蓮．麥克阿朵（Elaine McArdle）作；王念慈譯. -- 初版. -- 臺北市：究竟，2019.05
336面；14.8×20.8公分. --（科普；41）
譯自：The neuroscientist who lost her mind : my tale of madness and recovery
ISBN 978-986-137-273-0（平裝）

1.麗普斯卡(Lipska, Barbara K.) 2.精神病患 3.傳記

415.95　　108003762

Eurasian Publishing Group
圓神出版事業機構
用心與你對話．視野無限寬廣
究竟出版社
Athena Press

www.booklife.com.tw　　reader@mail.eurasian.com.tw

科普 041

我決定好好活到死：一位腦科學家對抗大腦病變的奇蹟之旅

作　　者／芭芭拉．麗普斯卡＆伊蓮．麥克阿朵
譯　　者／王念慈
發 行 人／簡志忠
出 版 者／究竟出版社股份有限公司
地　　址／台北市南京東路四段50號6樓之1
電　　話／（02）2579-6600．2579-8800．2570-3939
傳　　真／（02）2579-0338．2577-3220．2570-3636
總 編 輯／陳秋月
副總編輯／賴良珠
責任編輯／蔡緯蓉
校　　對／林雅萩．蔡緯蓉
美術編輯／林雅錚
行銷企畫／詹怡慧．陳禹伶
印務統籌／劉鳳剛．高榮祥
監　　印／高榮祥
排　　版／陳采淇
經 銷 商／叩應股份有限公司
郵撥帳號／ 18707239
法律顧問／圓神出版事業機構法律顧問　蕭雄淋律師
印　　刷／祥峰印刷廠
2019年5月 初版

定價330 元　　ISBN 978-986-137-273-0　　